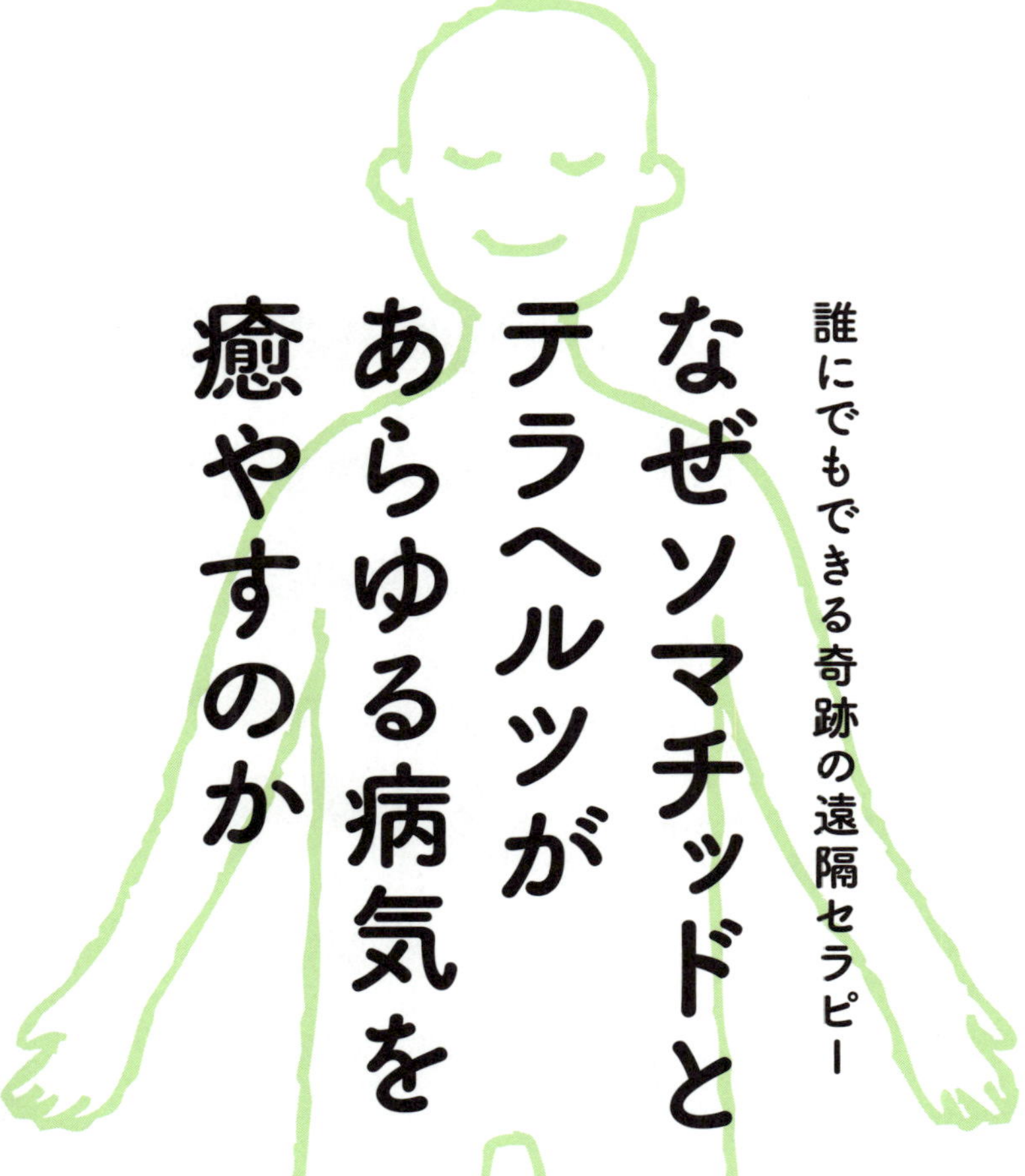

誰にでもできる奇跡の遠隔セラピー

なぜソマチッドとテラヘルツがあらゆる病気を癒やすのか

櫻井喜美夫
目崎正一

ヒカルランド

はじめに

櫻井喜美夫《さくらいきみお》

龍神をテーマとした私の著書『龍神脳の遺伝子がついにSwitch On!』をヒカルランドさんから出版していただいてから時が経ち、今回、目崎正一《めざきしょういち》さんとの出会いによって、遠隔セラピーをテーマにした書籍を共著の形で出させていただくことになりました。

目崎さんは、佐藤清《さとうきよし》先生が会長を務《つと》められている「羅天清《らてんせい》研究会」の活動を新潟の地で立ち上げられた方で、特殊な機器を使ったテラヘルツ量子波療法と、フーチを使った遠隔療法を実践、普及されています。

その正式名称は、「フーチー遠隔療法」（一般社団法人てれせらぴー）ですが、本文では一般に馴染《なじ》みやすい呼称として「遠隔セラピー」に統一させていただきました。

私（櫻井）は、これまで世界最強のテラヘルツ鉱石である「キミオライト」を使ったさまざまな製品の開発をはじめ、縁ある人たちの健康トラブルを癒やしたり、各地の未成仏霊を浄霊したり、また龍神たちと共に日本の霊的覚醒《かくせい》のために働いてきました。

私がこうした活動（裏神業《うらしんぎょう》）に身を投じるようになったのは、大本《おおもと》の救世主であり、私の名付け親でもある出口王仁三郎《でぐちおにさぶろう》聖師との魂の縁によるもので、詳しくは前著をご一読いただければ幸いです。

目崎さんとの出会いは、私がセミナーの講師として招かれたのが最初で、目崎さんの依頼によってキミオライトと古代ソマチッドを使ったシリウスボールを開発することになり、それ以来、同志のような親しい交流を続けさせていただいています。

目崎さんがなさっている遠隔セラピーと、私が行ってきた神業は、その本質においてまったく同じであり、遠隔セラピーの際にもシリウスボールを使っていただいています。

とりわけ、目崎さんの素晴らしいところは、テラヘルツ量子波や言霊《ことたま》を使ったヒーリングによって数多くの奇跡的な治癒をもたらしていると同時に、体内のソマチッドの変化を特殊な顕微鏡によって確認したり、フーチの習得法などを含めた遠隔セラピーの方法について、初心者の方にもわかりやすい形で伝授されているところです。

というわけで、本書は以下のような構成にしてあります。

Ｐａｒｔ１では、本書で扱う内容の全体像を対談形式でお伝えし、

Ｐａｒｔ２では、目崎さんによる遠隔セラピーのエッセンス、
Ｐａｒｔ３では、櫻井による遠隔ヒーリングのメカニズムの解説、
Ｐａｒｔ４では、目崎さんによる遠隔セラピーの基本テクニックについて、
Ｐａｒｔ５では、櫻井式セルフヒーリングの方法について、

資料編では、目崎さんの遠隔セラピーを受けられた方々の体験談を紹介していただいています。

最後までお読みいただければ、遠隔セラピーに秘められた無限の可能性と、誰でもその気になれば「奇跡が起こせる！」ことを、きっとご納得いただけると思います。

本書を通して、二人の実体験から得られた究極の癒やしの技とそのエッセンスについて、読者の皆様にお伝えできるならば、これにまさる喜びはありません。

目次

Part 2

改善率75%の遠隔セラピーとは？
――想念エネルギーが癒やしの効果を倍増させる！

目崎正一

Part 3

遠隔ヒーリングを起こす意識の力
――無条件の愛が奇跡をもたらす！

櫻井喜美夫

Part 4

エネルギーパワーを高める遠隔セラピーのエッセンス
――利他愛で宇宙無限のエネルギーを取り入れる！

目崎正一

Part 5

肉体と魂を浄化するとっておきの櫻井式ヒーリング
——すべてを受け入れ、許し、感謝する！

櫻井喜美夫

資料編

遠隔セラピーで人生がこんなに変わった！
――喜びの声は今も続く

目崎正一

本書は特定の病気治療をすすめるものではなく、魂の浄化や超意識の覚醒を通じて肉体次元での生活を豊かにすることを主眼にしています。（ヒカルランド編集部記）

カバーデザイン　櫻井浩（⑥Design）
カバーイラスト　井塚剛
編集協力　小笠原英晃
本文仮名書体　文勇仮名（キャップス）

Part 1

命の素《もと》・ソマチッドを増やす「想念の力」

——誰もが意識の遠隔機能を使っている！

《対談》 櫻井喜美夫×目崎正一

次々に奇跡的な治癒が起きている遠隔セラピー

櫻井　私もこれまでいろんな能力者の方々とお会いしてきましたが、目崎さんがなさっているフーチを使った遠隔セラピーは、誰か特定の人の力におすがりするものでもないし、また実際に驚くべき効果が次々に報告されていることからも、この遠隔による癒やしの技を広く一般に普及するお役目があるように感じています。

目崎　ありがとうございます。私どもがやっている遠隔セラピーをしっかり学んでいただければ、基本的には誰でも遠隔でヒーリングができるようになります。

その結果については、「一般社団法人てれせらぴー」のホームページでも開示していますが、病院で見放された人が健康を回復するなど、普通に考えれば奇跡的な治癒が起きています。

遠隔でのヒーリング自体は、一部の気功師の方やヒーラーと呼ばれる人たちもやっていますが、その方法をわかりやすく教えている人はそれほどいません。そこで私どもは、できるだけ短期間にその方法を身につけていただくための講座を設け、「フーチー遠隔療法

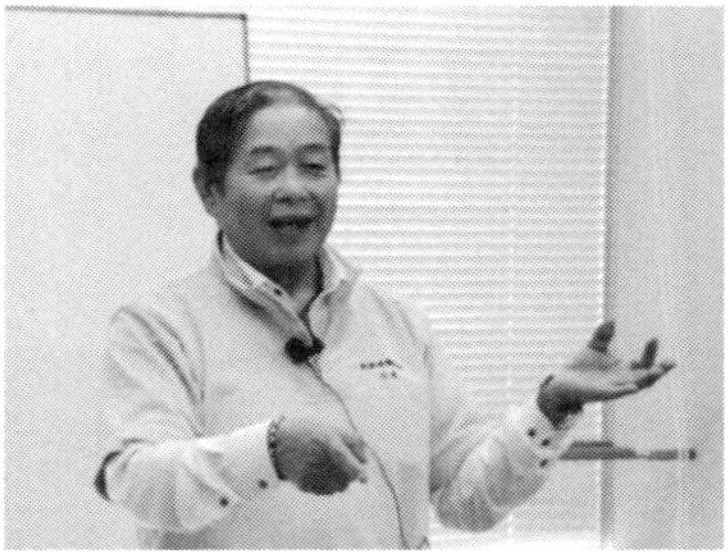

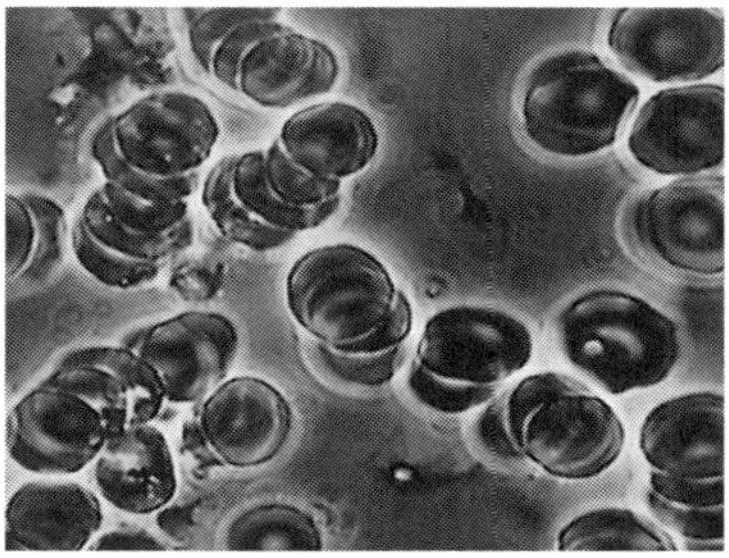

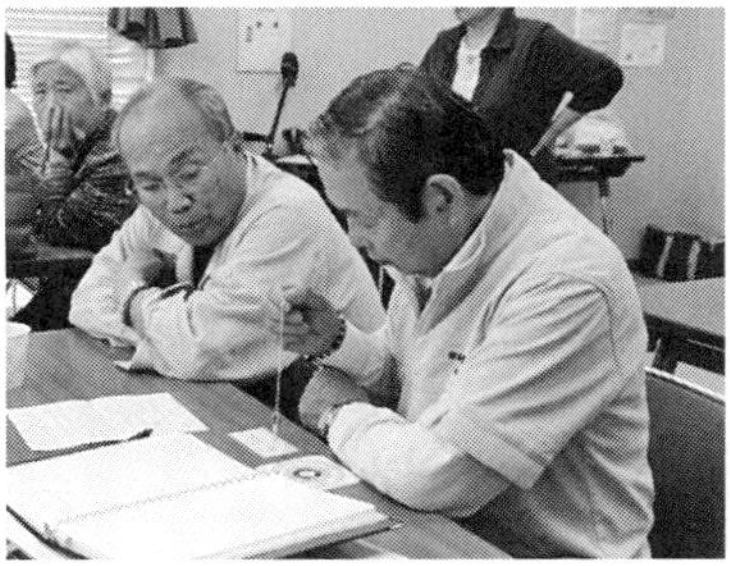

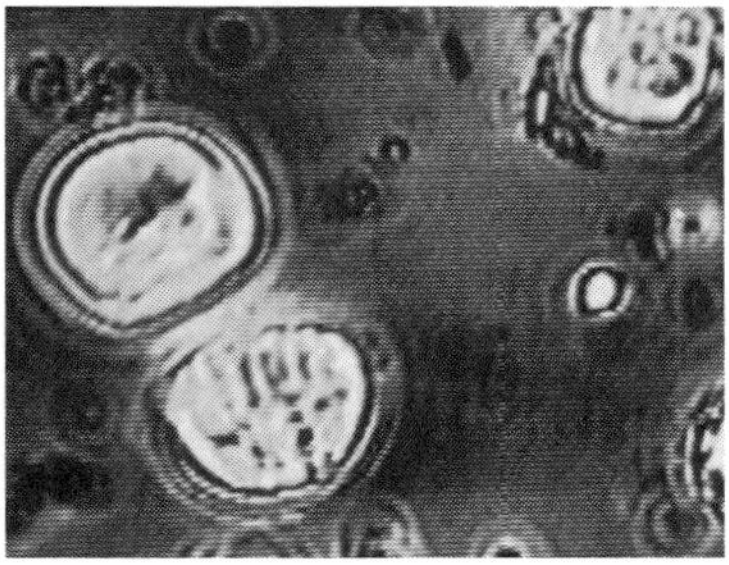

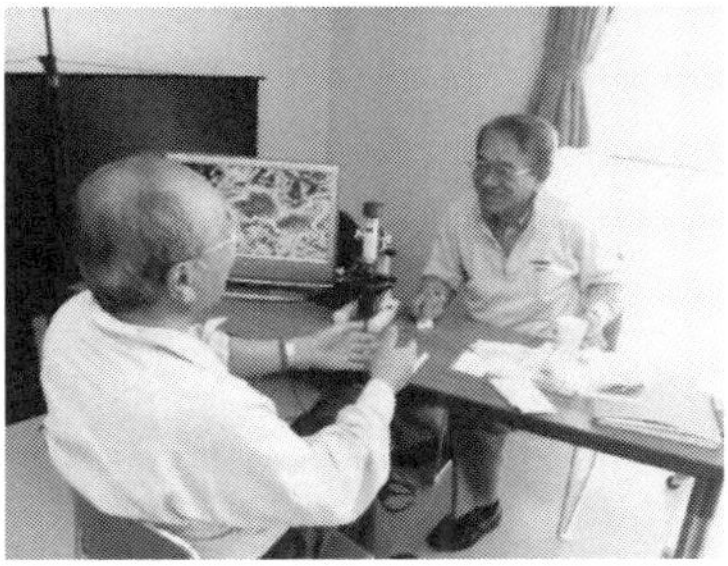

左）目崎氏はフーチセンサーで症状の進展を評価し一切会員の身体に触れることなく、遠隔セラピーのみ行う
右）位相差顕微鏡で捉えられた血中の様子 丸く大きいのが赤血球で、その50分の1ほど小さいのがソマチッドだという

『超微小知性体ソマチッドの衝撃』（ヒカルランド）より

講座」という名称でパテントを取りました。

櫻井　フーチというのは、振り子やダウジングのことですね。

目崎　はい。フーチはダウジングやキネシオロジーとも共通した筋反射テストと呼ばれるやり方で、その場で質問に対して「イエス」「ノー」が判断できる方法です。

フーチを使うことで、まず相手の身体《からだ》のどこがどのような状態になっているか、そして施術（セラピー）した後に、そこがどのように変化したかなどが自分でチェックできるわけです。

もちろん、パテントを申請する前にフーチで確認したら、「イエス」と反応したので安心していたんですが、実際その通りすんなりパテントがおりました（笑）。

櫻井　**フーチをやるときに一つ注意しなくてはいけないのが、自分の思い込みや潜在意識の願望が入ってしまうことですが、それを防ぐには、後頭部の第一頸椎《けいつい》をブロックしてやることです。**これはキネシオロジーの基本です。

目崎　はい、私どもでもそのようにしています。まず「初級コース」でフーチの基礎を習得してもらい、「中級コース」ではそれを自在に使って遠隔セラピーができるようになり、さらに「フーチー遠隔療法講座」に進まれた方は、遠隔セラピーを仕事としてやっていただきたいとの思いから、３段階のステップを考えて、２０１６年からスタートしました。

櫻井　ただ知識を得るだけではなくて、本格的にやっていきたい人のために、遠隔セラピーを生業《なりわい》にすることもできるように、ということですね。

目崎　そうです。ボランティアでやってあげるのももちろんいいのですが、遠隔セラピーについてしっかり学んで、ある程度収入が得られるようになれば、さらにそれを人に教えていける道が開けます。

そうなると、病で苦しんでいる人たちに喜ばれ、感謝されるやりがいのある仕事として独立できますし、そうなれば、遠隔セラピーを身につけたいという方が全国各地に広がっていくと思うんです。

誰もが生まれた瞬間から想念・意識の遠隔機能を使っている

櫻井　遠隔セラピストのプロ養成講座ですね。そこまで行けば、一般の人たちにとっても、遠隔セラピーは特殊なものではなくて、その気さえあれば誰でもできるんだという意識に変わるでしょうね。

そもそも、遠隔セラピーは、霊的治癒などと言われ、特殊な能力者だけができるように思われている向きもありますが、実はそうではなくて、私は、赤ちゃんがお母さんを呼ぶときに泣く姿に意識の遠隔作用の原点を見ることができるのではないかと思っているんです。

まだ言葉が喋《しゃべ》れない赤ちゃんは、お腹が空《す》いたり、おしめが濡《ぬ》れると、それを離れた場所にいるお母さんに知らせるために泣き叫ぶわけですが、それはそのときの感情を声、つまり音波に乗せて伝えているわけです。

そこでお母さんは、少し離れた場所にいても赤ちゃんの泣き声の周波数の違い、微妙な波動の変化を感じ取っているわけで、それこそ意識の遠隔作用と言えるのではないでしょうか。

もちろん、赤ちゃんの泣き声は、遠隔セラピーではなくて、遠隔による「情報」の伝達ですが……。ようするに、誰もが生まれた瞬間から、想念・意識の遠隔機能を使っている。ところが、言葉が喋れるようになって、近距離のコミュニケーションができるようになると、よほどのことがない限りその機能を使わなくなる、言わば遠隔機能のスイッチをオフにしているわけです。しかし、例えば、自分の大切な人に何か重大なことが起きたり、危機が迫っているときなどには、想念の遠隔機能のスイッチがオンになって、自分の想いが瞬時に相手に伝わるのではないかと思います。

であれば、誰でも意識で遠隔による情報伝達ができるはずで、別の表現をすれば、遠隔ヒーリングはまさに想念・意識の力の働きであり、意識力を高めることによって奇跡的な治癒も起きやすくなるのではないか――それは相手に対する「共感力」や「想《おも》いの力」と言ってもいいかもしれませんが。

目崎　なるほど、同感です。

櫻井　ところで、プロの遠隔セラピストの育成まで進むためには、「AIDCAS（アイドカス）の法則」を満たす必要があり、まずは一人でも多くの人に関心を持ってもらうことが大事ですね。

アイドカスの法則とは、消費者が消費を行うまでのプロセス（心理的過程）のモデルで、Attention《アテンション》（注意）、Interest《インタレスト》（関心）、Desire《デザイア》（欲求）、Conviction《コンビクション》（確信）、Action《アクション》（行動）、Satisfaction《サテイスファクション》（満足）の頭文字を取った略称です。

つまり、まず注意をひき、関心を持ってもらって、欲しいと思わせ、それに確信が得られると、それが消費行動につながり、結果として満足感が得られる。それらがすべて満たされることが重要で、私が見る限り、目崎さんたちがされている講座はその要素が揃《そろ》っている、ようは本物だということです。

目崎　ありがとうございます。

癒やしの念波が相手のアストラル体などに働きかけて癒やしをもたらす

櫻井　強い関心を持ってもらえれば、次にそれをやってみたいという欲求や行動につながるわけですが、関心が持てるかどうかは、例えば、この本を読んでくださっている方々が「自分でもできそうだ」と思えるかどうか、でしょうね。

その点、先ほど言った、感情や意思といった情報を遠隔で伝える赤ちゃんの泣き声は、誰もが経験済みなので理解しやすいのではないでしょうか。

その想念・意識が発するパワーや情報のことを「念力」や「念波」と言ってもいいかもしれません。

一つのことを真剣に想い続けているとそこに強いエネルギーが発生する、つまり念力になって、遠隔機能にスイッチが入り、物理的な距離に関わりなく作用するのだと思います。

そこで大事なのは、どのような念を込めるかです。私もエネルギーアイテムを製作するときなどに念を込めますが、たぶん、念波の周波数が高ければ高いほど、レーザー光線のようにコヒーレントな波長が揃った状態になって共鳴度が高まり、地球の裏側までも伝わるのでしょうね。

目崎　確かにそのように考えれば、私どもの講座を受講した方が私と同じような結果が出せるようになるのも納得できます。

櫻井　それともう一つ、目崎さんたちの遠隔セラピーによるいろんな成果を見ていて感じるのは、遠隔セラピーを行う人の癒やしの念波が、相手のアストラル体やエーテル体に働きかけているんじゃないかということです。

つまり、オーラやチャクラを活性化して、その結果、自然治癒力が高まって不調をもたらしている原因や精神的なアンバランスも修正されていく……そんなふうに感じます。

目崎　そうかもしれませんね。ただ私の場合は、仮説や理論よりも、現実に起きていることを数値化するのが大事かなと思っているんです。

遠隔セラピーをやる前とやった後で、何がどう変わったかを検査数値や血液の状態を顕微鏡で確認する。そうすれば明らかに変化があることがわかるし、実際にそれで良くなっているわけなので。
この遠隔セラピーに辿《たど》り着くまでは、テラヘルツ量子波だけを使っていたんですが、テラヘルツ波は素晴らしいけれど、遠隔セラピーには使えないのですから。私どもの経験ではテラヘルツ波が効果を及ぼすのはせいぜい5メートルほどで、施術者自身のエネルギーパワーによっても差が出ます。

櫻井 テラヘルツ波は生命力を高める周波数ですが、確かに人間の場合は遥《はる》か彼方《かなた》の遠距離にまで影響を及ぼすものではありません。

目崎 そこで、私はこのテラヘルツ波を「氣」と呼ばれている量子波に乗せればいいんじゃないかと考えたわけです。量子波であれば距離に関係なく伝わり、地球のどこにいても物理的な制約は受けないですからね。

フーチ判定ができるのは意思を持つ生命体「ソマチッド」が反応しているから!?

目崎 これは、人工衛星を考えるとわかりやすいと思います。人工衛星は、地上から電気信号（電波）を送って操作しているわけですが、衛星放送はこの人工衛星を利用していて、通信衛星や放送衛星は、赤道上の3万6000キロの高さに打ち上げられ、地球の自転速度と同じ速さで回っています。

そのどちらにしても、家庭用の小さなアンテナとチューナーで簡単に受信できるために、衛星放送が見られるわけです。

これは電波による送受信ですが、人が発する氣のような量子波ならもっと精妙な情報の送受信ができるのではないかと考えて、まず、研究会の仲間の息子さんに遠隔で施術（セラピー）を試してみたんです。その男性はニューヨークに住んでいて蓄膿症《ちくのうしょう》とインフルエンザで寝込んでいるというので、氣を送ってみたら、快方に向かったんです。

櫻井　その人が発する氣というのが、念力、念波と考えていい。

目崎　そうですね。羅天清研究会の会長の佐藤清先生は、それをテラヘルツの発振器（プラナヒーター）を使ってやられています。それでも良くなる人はたくさんいるんですが、ところが、時としてその機器を使って別の人がやってもうまくいかない場合がたまにあるんです。

これはやはり、本人が持っている氣、エネルギーパワーの違いなのではないか……。そこで私は、本人が持っているエネルギーパワーを、フーチを使って数値化してみたんです。

この人間が持っているエネルギーパワーは、10の1000乗キロワットとか、さらに大きい人では無限大のレベルになるので、とても機械では測れません。

そして、フーチを使っていて気づいたのは、質問をすることによって、私の中のソマチッドと相手の中のソマチッドが交信しあっているんじゃないか、ということです。言わば、ソマチッドレベルの情報交換ですね。

質問を声に出さなくても、頭で思っただけでもフーチはちゃんと反応します。ということは、一人でやる場合にはその人自身のソマチッドが反応している。そして、質問者と対象者が別人であれば、双方のソマチッド同士が交信することで、フーチがイエス・ノーと反応している、そう考えれば納得がいきます。

櫻井 ソマチッドについては、本書の読者の方ならご存じの方も多いと思いますが、現代ではガストン・ネサン氏が自製の顕微鏡で発見した、意思を持つ最小の生命体のことですね。

目崎 そうです。**ソマチッドとは意思を持った超微小生命体**のことで、私どもではネサン氏の顕微鏡と同レベルの顕微鏡を使って、遠隔セラピーによるソマチッドの変化を確認しています。この顕微鏡は大手メーカーでは作れないそうで、日本の職人さんたちの合作だそうですが。

そこでわかったのは、ソマチッドは意思を持っているので、やはり意思を持った波動である量子波とのコラボによって身体の不調を緩和しているのではないか、ということです。

もちろん、そのソマチッドの状態は、１００人いれば１００人とも違っています。

遺伝子でもすべて同じ人はいないように、遺伝子より小さいソマチッドも皆違うので、まずそれを認めることからスタートする必要があるのではないでしょうか。

ですから、たとえ意見が違っても**相手を認め、許し、見返りを求めず、最終的には無償の愛だけで接する……。**

櫻井　その無償の愛が純度の高い念波となって量子的な働きをする。その結果、奇跡的な治癒が起きる、ということでしょうね。だから私も、家族など身近な人たちに私がいる前で人の悪口は一切言わないようによく言っています。

ちなみに、ソマチッドに関して言うと、サウンド療法の第一人者である増川いづみさんは、ソマチッドと言うとこれまで研究者たちが迫害されてきたことから、「超微小生命体」と呼び、『超微小生命体ソマチットと周波数』（ヒカルランド）の中で次のように述べています。

例えば、微小生命体は怒っている人とか、いつもカッカしている人、いつも悲しみに暮れている人の体は嫌いで、逃げます。

それもその人が出す感情という周波数なのですよね。

楽しい気持ちでいると、その人の血液中に微小生命体は輝いている。微小生命体も元気なときは白く光っています。

元気じゃない人の微小生命体は光っていません。いるけれど、黒く動いているけれど、ピカッと光らない。

楽しい気持ちでいる人、あるいはすごくフレッシュな野菜からたっぷり酵素をとっている人の微小生命体は、ピカピカッと光っています。

これはすごい違いです。やっぱり最後は光っています。本当に元気な人の微小生命体は光っています。

すごく明るい周波数を持って明るいオーラを持っていると、それがわかるわけです。微小生命体の体が感じるのですね。

微小生命体は超能力者で、超感覚能力を備えています。要するに感性がいいわけで

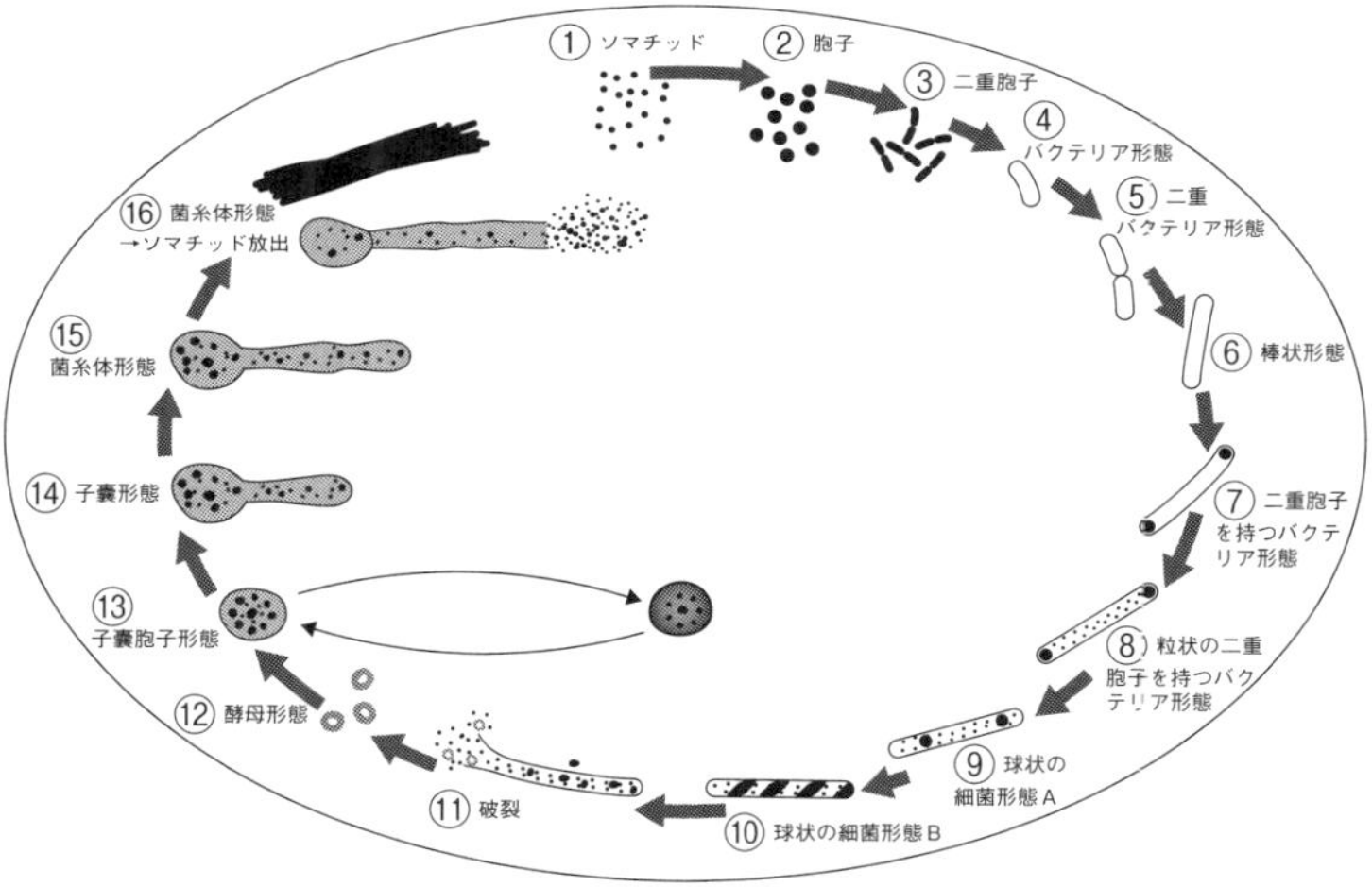

ソマチッドサイクル（変化の16段階）

①ソマチッド
②胞子
③二重胞子
④バクテリア形態
⑤二重バクテリア形態
⑥棒状形態
⑦二重胞子を持つバクテリア形態
⑧粒状の二重胞子を持つバクテリア形態
⑨球状の細菌形態A
⑩球状の細菌形態B
⑪破裂
⑫酵母形態
⑬子嚢胞子形態
⑭子嚢形態
⑮菌糸体形態
⑯菌糸体形態→ソマチッド放出

『ソマチッドと714Xの真実』（ECOクリエイティブ）より

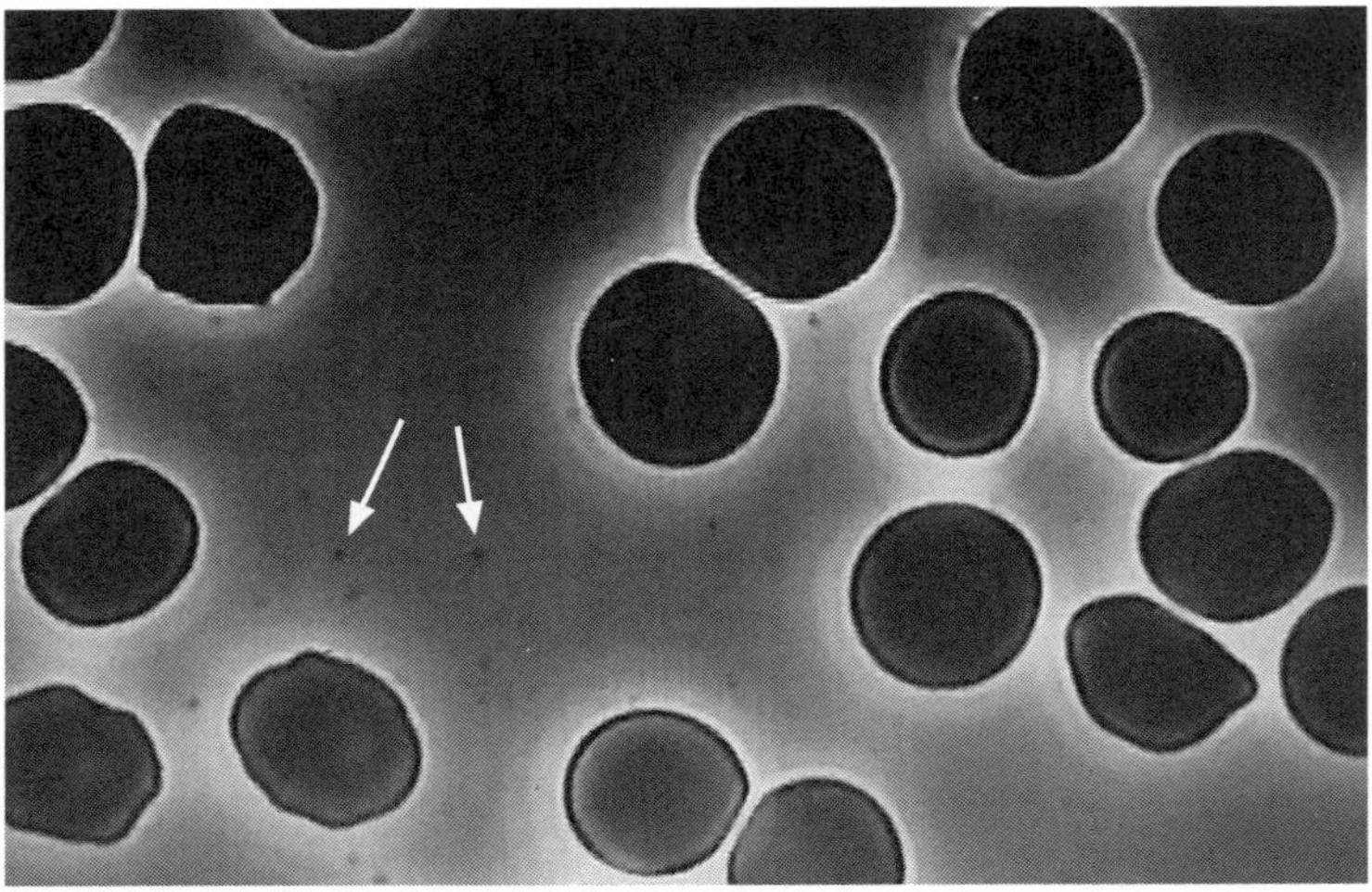

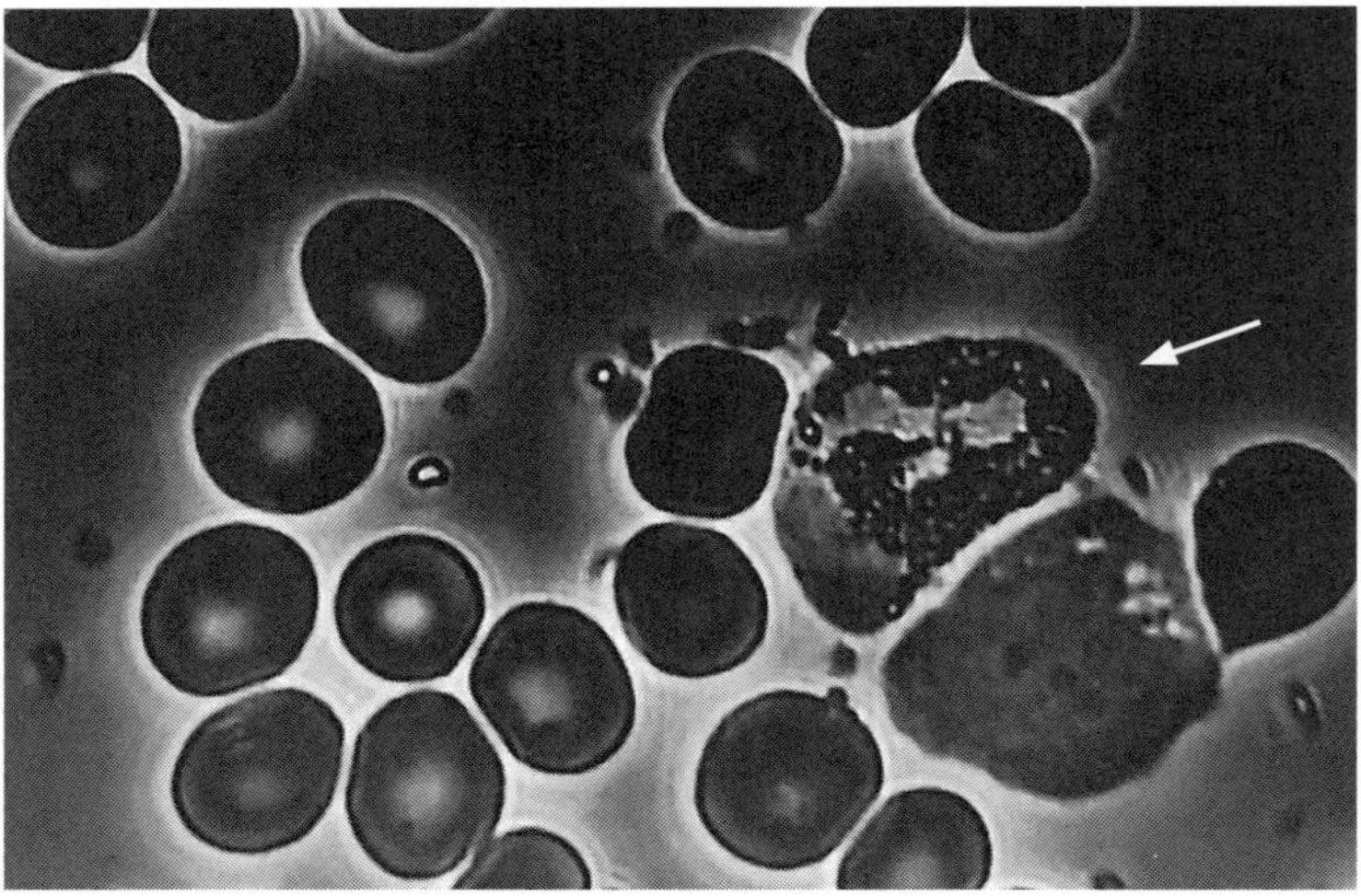

①【上】健康人は赤血球がまん丸でソマチッドが蠢動（しゅんどう）
②【下】ソマチッドに異常が見られ、がん細胞（右下）にソマチッドが集中

『超微小知性体ソマチッドの衝撃』より

す。

つまらないことばかり考えている人は、暗くて脳から出る周波数が悪いわけです。そうすると殻をかぶってしまう。もうこの人のところにいたくないと、尿とか排泄《はいせつ》物から出てしまいます。

遠隔セラピーの効果を高めるテラヘルツ波と最強の「シリウスボール」は500年放射しつづける！

櫻井　このように、超微小生命体ソマチッドは、私たちの心の状態や体内環境がポジティブな状態を好むようですね。

ところで、読者の皆さんのために、目崎さんが遠隔セラピーを人に教えられるようになった経緯についてお話しいただけますか。

目崎　私がフーチを使った遠隔セラピーのやり方を人に教えられるようになったのは、それまで出会ったいろんな先生方の良いところだけを吸収させてもらったからです。

中でも、櫻井先生のテラヘルツ鉱石・キミオライトに出合ったことがとても大きかったです。

キミオライトのすごさを証明された新納清憲《しんのうきよのり》先生にお会いした後で、佐藤清先生のテラヘルツ発振器であるプラナヒーターに出合い、そこで氣経絡を学び、それを使って体調が悪い人を癒やす仕事をするようになりました。

そんな中で、もっとパワーのある物はないか？　と考えるようになり、櫻井先生に相談したことで、「テラシート」や「シリウスボール」の開発につながっていったんですね。

櫻井　そうでしたね。私が持っていた鉱石を新納さんに調べていただいたら、テラヘルツ波の放射量がすべてトップテンに入ってしまったんですね。例えれば、それらはダイヤモンドの原石で、それをさらに研磨して最強の製品にしてくれたのが新納さんです。

キミオライトは宇宙からもたらされた癒やしの石で、半永久的にテラヘルツ波を放射しています。なので、私自身、この原石との出合いにとても感謝しています。

おもしろいのは、この「救世石」ともいえるキミオライトには、今の世の中を何とか良くしたいという人が引き寄せられるようで、目崎さんもそのお一人だったわけです。「石は人を見る」ということです。

そして、多くの人からご好評いただいている「シリウスボール」は、もともと目崎さんからのご要望を受けてつくったもので、北海道の八雲町《やくもちょう》の風化貝に入っている古代ソマ

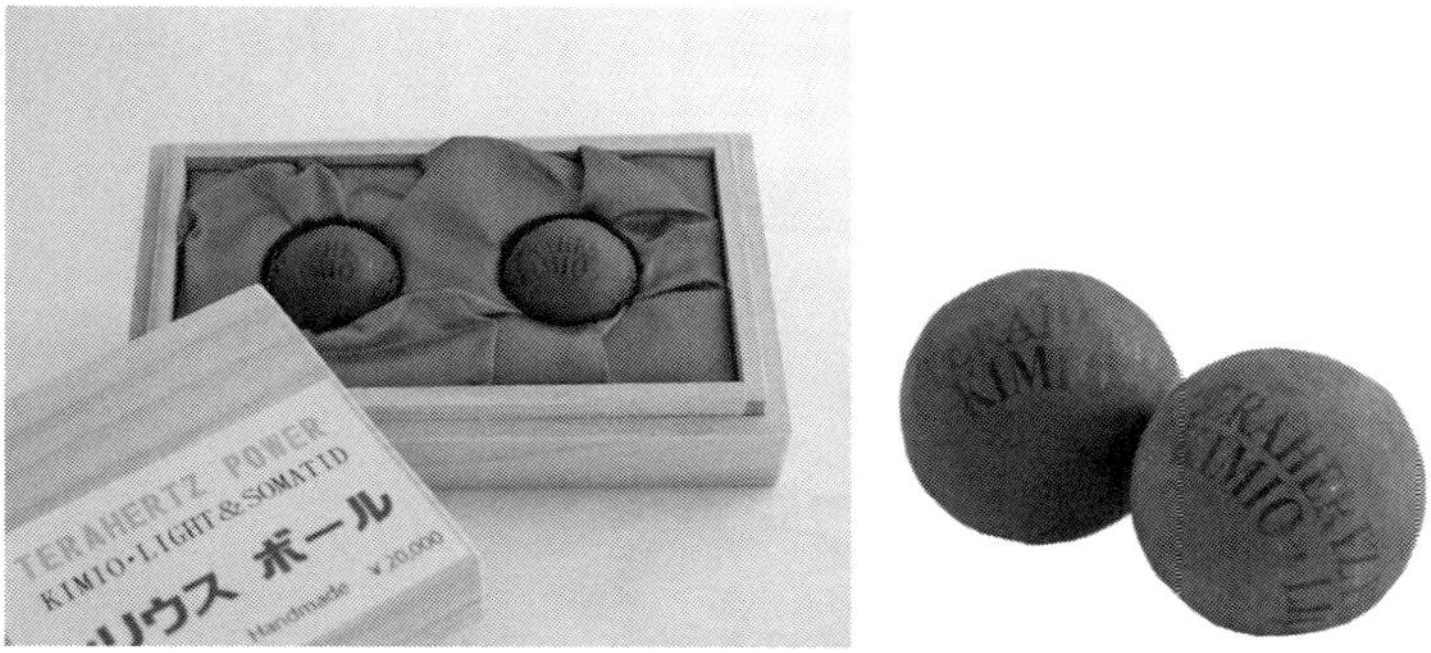

櫻井氏が開発したキミオライトを含有するセラミックである「シリウスボール」

チッドを多量に入れています。

これはネサン氏が発見したソマチッドとは少し違って、太古の昔、地殻変動で海底が地上に隆起して以来、実に2500万年もの間貝殻の中に休眠していたと考えられる古代ソマチッドです。

その古代ソマチッドが入ったシリウスボールを、遠隔セラピーをやるときに両手に持って使っていただいているわけですが、テラヘルツ波やソマチッドを使った製品の価値を本当に理解してくださったのは目崎さんです。

しかし、今だから正直に言うと、以前は自分の石を超えるテラヘルツ鉱石が出てくるのが内心、怖かったんです（苦笑）。

でも、今はキミオライトを超えるものが出てきてもいいんじゃないのと思えるようになりました。この宇宙はウエーブ、振動波なので、同じ波長を持つもの同士が引き合っていて、テラヘルツ波も本人にふさわしいものがやってくる、という確信が持てたからです。

これは聖師様《せいし》（出口王仁三郎《でぐちおにさぶろう》）も同じことを言われていますが、だから、今はただ宇宙にお任せするだけ。そして、自分が地球に来た魂の目的を果たしていくだけです。

目崎　ちなみに、キミオライトのテラヘルツ波は何年くらい放射し続けるか、第三者の方にフーチで確認してもらったところ、「１００年」でイエス、「５００年」でもイエスと出ました。

櫻井先生に最初につくっていただいたテラヘルツシートのエネルギーパワーの数値も同じようにフーチで調べたら、「10の１３０乗キロワット以上ある」の時点でイエスと反応し、さらに、１１５０℃で焼いたセラミックの場合は、「10の５０００乗キロワット以上ある」のところでイエスの反応でした。つまり、高熱を加えることでよりパワーアップしている。

櫻井　そうですね。焼くとテラヘルツ鉱石のエネルギーが高まります。

目崎　それと、遠隔セラピーの際に、氣を送る前と送った後では受けた人のソマチッドが増えたり、活性化することがわかっています。そのために数十万円もする専用の顕微鏡を買ったんですが、それを使って血液中の変化を見れば一目瞭然《いちもくりょうぜん》なんです。

血液中のソマチッドがヒーリングによって変化した！

櫻井　ガストン・ネサン氏が開発したものと同じ精度の顕微鏡を使ってソマチッドの変化を確認することで、遠隔セラピーの効果が視覚的にもわかるわけですね。

目崎さんがヒーリングをすると、相手のソマチッドが元気になる。それが一目でわかればより説得力が高まりますね。

目崎　はい。まず施術をする前に、相手の方の血液を顕微鏡で見ます。病気がちな人はほとんど血液がドロドロになっています。

次に、相手の身体に触れることなく、**「○○さんの免疫を高め、自然治癒力を高め、細胞よ正常に戻りたまえ」**と祈ります。

その後、再び血液を顕微鏡で確認すると、ソマチッドが増えたり、活性化していて、血液の状態もサラサラに変わります。

その画像は、私どものホームページでも見られますし、上部一馬さんの著書『超微小知性体ソマチッドの衝撃』（ヒカルランド）の中でも紹介されています。このように人前で実際にやって違いを見せるのと、ただ口だけで言うのとはまったく違いますから……。

櫻井　確かに、世の中には口先だけの人もいて、だから遠隔セラピーなんて信じられないという人もいるわけですが、こうして実際に身体に触れることなく相手の血液が変化する事実を見れば、その考えも変わらざるを得ないでしょうね。

目崎　私はいつも、「事実だけを見てください。判断はあなた方でしてください」と言っているんです。上部さんが本を出版されたときも、それを立証するためにヒカルランドに出向いたのですが、石井社長さんの前で私が5メートルほど離れた場所から氣を送ったら血液の状態が変わりました。それから2度ばかりヒカルランドさんにおじゃましましたが、それで櫻井先生とのご縁がつながって今回の本の出版の機会が得られたわけです。

櫻井　目崎さんは遠隔セラピーをされるとき、どんな思いでされるのですか？

目崎　そんなに強い思いでなくても、ヒーリング効果は起きるようです。だからこそ、誰でもできるわけですが、やればやるほどパワーアップしていくように感じます。

私も2年ほど前まではパワーが少なかったのですが、徐々にパワーアップしてきました。

その理由は、遠隔セラピーで良くなった人の想いや、残念ながら亡くなったけれど、良くやってもらったという人の感謝の念が私に乗っかってきて、その分、ドーンとエネルギーパワーが上がる。人を助ければ助けるほどパワーが上がるんです。

櫻井　別の言葉で「陰徳を積む」とも言いますが、私も全国各地を回って手や足が上がらなかった人がその場で上がるようになったり、何十万体という未成仏霊を浄霊してきたので、それはよくわかります。

信頼関係があるほど癒やしの効果が表れやすい

目崎　エネルギーパワーが上がってくると、そのエネルギーをいろんなものに入れられるようになりますが、水が一番入りやすいですね。ですから、初級の講座でも普通の水道水にエネルギーを入れてその変化をフーチで確認してもらうようにしています。

櫻井　人間も約60％が水分なので、情報が入りやすいということでしょうね。

ところで、皆さん関心があるのは、どうすれば遠隔でエネルギーを送れるのか、ということだと思いますが……。

やはり私は、先ほどの母親に対する赤ちゃんの無言の情報伝達が基本になっていて、想いの力、念波は、信頼している相手だと特に届きやすいのだと思います。

だから、恋愛関係にある恋人同士も無言の情報伝達がしやすい。ようするに、言葉以外の情報伝達がうまくいくのは、お互いに信頼関係があるからこそで、片思いの場合は一方通行だから、いくら相手に情報を送っても相手がその情報を受け取ってくれないわけです。

これはテレビやラジオのメカニズムを考えればわかりやすいと思いますが、各局が特定の周波数を発信していて、その周波数を受信できるアンテナ、チャンネルがあってこそ、その局の放送を受信できるわけですね。

また、テレビはテレビで受信し、ラジオはラジオで受信するように、周波数帯域が違うと情報を受信できないことからわかるように、遠隔セラピーも念波を送る人と受け取る人の意識が同調することが前提にあると思います。

ようするに、相手に対する信頼があってこそ、しっかり受け取れる。疑っている人よりも、ありがたく受け取る人の方が、より効果があるんじゃないかという気がします。そこには無条件の愛のエネルギーが入るから。

目崎　そうですね。私どもも、相手が言ったことを肯定的に捉えた場合と、否定的に捉えた場合の身体の反応の違いを筋反射を使って実体験してもらうようにしています。

こちらが「こうするとエネルギーが入りやすくなります」と言って、相手の方が「そうなんですね」と答えてから筋反射テストをした場合と、「そんなことはないでしょう」と答えてからテストをすると、まったく正反対の結果が出る。それだけでも、遠隔セラピーを受ける側の人の思いや意識が影響することがわかるんですね。

ですから、相手の方が、「何としても良くなりたい」「お金を払ってでも治りたい」と強く思えば思うほど、こちらも「何としてでも良くなってもらいたい」「治してあげたい」と思ってお互いの思いが共鳴するので、それがはっきりと結果に出てきます。お互いの間に発生するエネルギーがものすごく共振してパワーが上がるんですね。

櫻井　だから、反対に相手がいい加減な気持ちだと、それほど結果が出ない……。

大学病院で格好のサンプルになるほど驚くべき変化が起きた！

目崎　人間の意識はとても繊細なので、遠隔セラピーに対してネガティブな人に対してもある程度は入っていきますが、受けられる人が本気で治りたいと思って、ポジティブな気持ちになればそれだけ効果が高まるのは確かです。

私どもでは過去3年間遠隔セラピーをやってきて、末期の病と診断された人でも75%の人がなんらかの改善がみられます。

櫻井 75%とは驚異的ですね。

目崎 でも私にしてみれば、残りの25%の人は結果的に亡くなっているので、それが悔しい……。今、年間で120人くらいやっていますが。

櫻井 しかし、その亡くなった方の中には、薬の副作用などで亡くなった人も多いでしょうから。

目崎 そうですね。3年間病院通いをしながら遠隔セラピーを受けてくれていたKさんという女性が、末期と言われながらも良くなったり悪くなったりをくり返しながら、結局、亡くなってしまったケースもあります。

医師から余命3カ月を言われていたのが、遠隔セラピーで半年ほど持って、そこでKさんは「やったー!」と思い、家族に負担もかけたくないとのことから病院で点滴を受けるようになって、そこから急激に悪化して半月後に亡くなってしまいました。

他にも、フーチで極端にエネルギーの数値が下がった人がいたので、「何かありましたか?」と尋ねたら、「昨日、強い投薬を受けました」という方もいました。

櫻井　私もKさんの訃報を後で聞いて、これは何か身体に合わない薬のせいで免疫力が一気に落ちてしまったんだなと、一瞬、そのときの映像が見えました。

ただこれ以上言うと、安保徹《あぼとおる》先生の二の舞になりかねないので、まずいんですが……。

目崎　安保先生は免疫力を上げるための具体的な方法を示されましたが、いったん末期までなってしまうと、そうした方法だけでは難しいですね。

櫻井　ただ、現代医学の問題点について勇気を持ってはっきり指摘されたことの功績は素晴らしい。安保先生はしっかりとしたポリシーを持っていましたから。

目崎　確かにそうですね。Kさんも現役の看護師をされていたので、最初に私が遠隔セラピーの話をしたときは、「何をばかなことを言ってるんですか、私は看護師だからわかります」と信じておられなかったくらいですから。

櫻井　それが遠隔セラピーで徐々に良くなっていただけに、本当に残念です。私もKさんと会ったとき、助けを求めておられたので、ずっと何とかしてあげたいと思っていたんですが。

目崎　当初、Kさんに「いつまで生きたいですか？」と聞いたら、「孫が生まれるまで」と言われたので、それまでは生きながらえるようにずっと氣を送っていたら、大学病院の検査結果で問題のあった部位が快方に向かっていたので、会議で話題になったそうです。

というのも、それまでかかっていた病院では、もう治療の手立てがないからと他の大学病院に転院して、それから何もしていないのに1カ月後に改善していたからです。

遠隔セラピーを続けていくうちに無事お孫さんが生まれたので、今度は「孫を抱きたい」と言っていたんですが……。

ソマチッドは細胞の主人として働く——創造神につながる魂の声を聞こう！

櫻井　結局、最終的にはKさん自身の意識が決めてしまったのかもしれませんね。

なぜなら、細胞の主人は本人の意識だからです。たとえ身体の中に弱った細胞があったとしても、本人の意識が絶対に生きようと思えば、他の正常な細胞が助けあって、強い意識で生きると決めた期間は働き続けられるものです。

私も以前、全身がひどいアトピーになったとき、「自分は何のために地球に来たのか」と自問自答し、夜中の丑三《うしみ》つ時に宇宙と交信ながら趣味の絵画に没頭していたら、奇跡的に良くなっていきました。このときの体験で、いかに意識の持ち方が大事かを実感しました。

目崎　厳密に言うと、ソマチッドが細胞の主人として働いているんでしょうね。だから、私たちの思いはソマチッドの思いとイコールと言えるのではないかと思います。

櫻井　そうとも言えますね。だから、ネガティブな意識を持つとソマチッドも嫌がって移動してしまう。反対に、無条件の愛や思いやり、感謝などポジティブな意識を持っているとソマチッドが集まってきたり、活性化する。つまり意識とソマチッドは連動している。

だから、私は「私の細胞さん、いつもありがとう」と感謝の言葉をかけ、お眼にかかる人たちにも「ありがとうございます」という言葉をかけるようにしているんです。

目崎　はっきり言えるのは、体内環境が悪いとソマチッドは怖がって殻に閉じこもって動かなくなることです。

櫻井　命の素であるソマチッドが喜ぶような身体や意識を持つことが大事だということですね。遠隔でもヒーリングが起きるのも、ソマチッドが喜んで活性化している証拠なんでしょう。

目崎　少し話が飛ぶようですが、東日本大震災のときに、津波に襲われて助かった人と助からなかった人の中には、ソマチッドからの逃げろというサインを受け取ってすぐに走って逃げて助かった人と、サインは受け取ったけれど、逃げるためには車がいいと思って車で逃げようとして渋滞に巻き込まれて津波に呑《の》まれてしまった人もいたとも考えられます。

つまり、体内ソマチッドの反応やソマチッド同士の会話は皆、常にしているんだけど、現実問題に直面したときの個々の想念や意識の持ち方で違いが出てくるように思うんです。

いずれにしても、常にソマチッドが反応しているのは間違いないので、最初の頃は遠隔セラピーを行うときに、「〇〇さんのソマチッド、〇〇を治したまえ」と言っていたんですが、今はソマチッド云々《うんぬん》という言葉は使っていません。

櫻井　それを私なりの言葉で言い換えると、**自分自身の主人は魂と意識であり、意識は魂の声を聞かなくてはいけない**ということです。

魂と意識はまったく別物で、意識はどこにあるかと言えば、頭です。つまり、意識は生まれてから現在までずっと習得してきた情報の集まりで、意識は環境によってつくられます。

一方、魂は生まれる前から存在していて、肉体を持つと丹田《たんでん》に宿り、その根源は創造神にまでつながっているエネルギーの階層構造として成り立っています。

大事なのは、意識の主人は魂なので、自分の意識が魂と連動しあったときに聖師様の言われる「神人合一《しんじんごういつ》」になれるわけで、そのときの無私の祈りが奇跡的な癒やしをもたらすエネルギーパワーを生んでいるんじゃないでしょうか。

ヒーラーの想念・意識が無条件の愛というフリーエネルギーを呼び込む

櫻井　よく言われる「ヒーリングは自分が治しているわけではない」という言葉の意味も、ヒーラーの想念・意識が魂の深い次元、神性と共振共鳴して〝我〟を離れ、そこで無条件の愛という宇宙のエネルギーを呼び込むことで相手の自己治癒力が高まるということであって、その結果、不調が改善される。つまり、ヒーラーは愛という名の宇宙エネルギーの仲介者である。

目崎　そう思います。人の想念は変わる、けれど魂は不動。だから、ぶれない軸としての魂が一番大事だということですね。

櫻井　私は魂についてこう考えています。まず人が亡くなると、肉体を持っていたときに**形成された生体電流の集合体が、プラズマ状態の魂の中に吸収されます。**ヒトダマが赤や青に光っているのは生体電気だからですね。

そして、プラズマ化した生体電気が他の人にひっつくのが憑依《ひょうい》です。私がつくった「除《じょ》霊《れい》主《す》意《い》」（除霊用スプレー）はその憑依しているネガティブな生体電気を取るために、テラヘルツ波と自由電子をたくさん入れています。だから、「あちらの世界に帰ってください」と言いながら、その水をかけると浄霊ができるわけです。

この自由電子をたくさん含んだ「除霊主意」は、人体に有害な電磁波にも効果があるので、いろんな電磁波の中和やアーシングにも使えます。

他にも、これまでいろんな製品を開発し、特許も取ってきましたが、それは天がいろんなものを用意してくれて、タイミングが来たらポンと蓋《ふた》を取って与えてくれるんですね。

そして、それを広げてくださる人たちと出会う。キミオライトを使ってシリウスボールができたのも、目崎さんとの出会いがあったからこそです。

目崎　おかげさまで、シリウスボールは遠隔セラピーの必需品になっています。

私の当面の目標としては、遠隔セラピーができる人が全国に200人くらい増えてもらえるようにしたいと思っています。

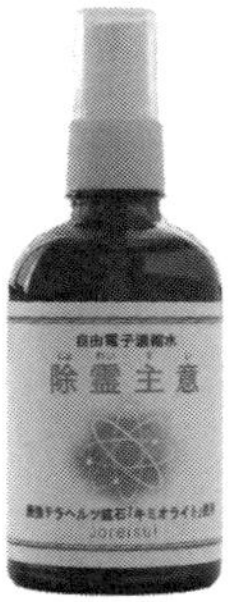

除霊主意

私は、争いのない世界になるには、お金が必要でなくなればいいと思っているんですが、貧困で一番かわいそうなのは、お金がないために亡くなっていく人じゃないかと思います。

だから、私どもでは、お金がない人、生活保護を受けている人からは体調が回復するまでは無料で遠隔セラピーを行うことを基本理念にしています。最もこれは櫻井先生からの受け売りですが(笑)。

櫻井　ヒーリング業界の中には、高額な料金を取っているところもあるようですが、そうするとエネルギーパワーが落ちるんですね。だから、何でもほどほどが良くて、ぼったくりのようなことは絶対やっちゃいけない。

目崎　はい、私が駆け出しの頃に先生からそう言われて、ずっと肝に銘じています(笑)。

神人合一の超意識がソマチッドをフルに活性化し、奇跡を起こす！

目崎　遠隔セラピストが増えて、お金をかけなくても病気を治せる世界をつくるのが目的で、そうなれば国民の医療費がいらなくなるので、税金を今の三分の一くらいにできる、そうすればお金がない人でも幸せな生活を送れるのではないでしょうか。

私の大好きな言葉に、同じ新潟県人である山本五十六《やまもといそろく》の「やってみせ　言って聞かせて

させてみて　ほめてやらねば人は動かじ」という有名な言葉あるんですが、遠隔セラピーの講座でも私自身がそのように心がけています。

私はこう思っているんです。まず人に教える段階はティーチャー。次に一段上のコーチをするコーチャー、その次がコンサルタント。さらにその上は何かと言うと、仕事や人生の指導をしてくれるメンター。つまり、私にとってのメンターは櫻井先生なんです。先生は、私利私欲ではなくて、本当に人のために尽くすという気持ちがとても大きいので。

櫻井　私から言わせていただくと、私のことを見いだしてくれたのが目崎さんで、目崎さんに出会ったことで、これからやるべき自分の使命に目覚めることができたと言っても過言ではないんです。

目崎　お互いに出会うべくして出会ったわけですね。メンターがいる人といない人では全然違って、メンターがいると、自分もあの先生のようになろうと思って頑張れるんです。

世の中には自分よりも上に行くとそれを潰《つぶ》そうとする人もいますが、本物のメンターは、自分を超えてくれる人間になってほしいと願っています。もちろん、私自身もそんなメンターになれることを目指しています。

たまにメンターと自分の意見が異なるときもありますが、それを認め合いながら、お互いにより高い次元を目指して高めあえる、そんな関係でありたいと思っています。

櫻井　まだまだ世の中にはダイヤモンドの原石のような人がたくさんいるはずなので、そのような人をどんどん発掘していきたいですね。私はそのような人が人口の1％いればと思っていましたが、目崎さんに言わせると0・01％かもしれませんし、数秘的に見ると0・03％かもしれません。いずれにしても、原石が磨かれてダイヤモンドの輝きがもっともっと増してくれれば、世の中が確実に良い方向に変わっていくのは間違いないですね。

目崎　そうなると、天が味方をしてくれるようになりますね。櫻井先生もそうですが、私の場合も、いつもどこに行っても、天気がいい。すぐ横で雨が降っていてもやんでくれるし、台風でもよけてくれますね（笑）。

櫻井　天が味方をしてくれている。だからこそ、気が抜けない（笑）。生活をしていくうえでの最低限の金品は与えてもらっているので、それ以上贅沢《ぜいたく》もしないし、天にお任せ。

目崎　世の中には、「目に見えないものは信じない」「科学的に証明されていないものは信じられない」という人もいますが、以前、増川いづみ先生にお会いしたときに、「森羅万象のすべてが科学で証明できるわけではない。80％以上は科学で説明できない」という主旨のお話を聞き、あぁ私どもの考えと同じだと安心しました。

櫻井　そもそも今の科学が追いついていないところもありますからね。遠隔セラピーにしても、実際に相手の人が良くなっている現実があればいいわけです。

目崎　前にも話したように、遠隔セラピーをやってすべての人が良くなるわけではなく、中には亡くなる方もいます。でも、亡くなった方のご家族から、「おかげさまで、苦しまずに眠るように逝《い》きました。これはすごいことですね。私も学びたいです」と言われることもありますし、また亡くなった方のエネルギーが私のところにやってきてパワーがぐっと上がっていくんですね。

櫻井　その遠隔セラピーの効果が、実際にソマチッドの動きで確認できることがいいですね。ソマチッドは嘘をつかない。神人合一の超意識がソマチッドをフルに活性化させ、ソマチッド間の共鳴を起こし、愛と調和のエネルギーによって奇跡的治癒がもたらされる……。

目崎　そうですね。ソマチッドが嫌がることはやめて、ソマチッドが喜ぶ生き方へとチェンジすることが自分の健康を取り戻し、誰でも幸せを引き寄せられる方法だと思います。

Part 2

改善率75％の遠隔セラピーとは？

——想念エネルギーが癒やしの効果を倍増させる！

目崎正一

世界最強のテラヘルツ鉱石「キミオライト」との出合い

このPartでは、私、目崎が遠隔セラピーを始めるようになった経緯や基本的な考え方などについて説明させていただきます。

前章の対談でもお話ししましたが、私が遠隔セラピーを始めるようになったのは、生命力を高めるテラヘルツ量子波やDNAの前駆体とも言われるソマチッドに関心を持ったのがきっかけです。

最初にテラヘルツ鉱石に出合ってからは8年ほどが経ちますが、この間、テラヘルツ製品は日進月歩のめまぐるしい進化を遂げています。

とはいえ、一般的には「テラヘルツ波ってなーに？」と言う人が大半で、その驚くべき作用効果についてはまだまだ知られていないのが実情ではないかと思います。

もちろん私どもも、初めは「本当かいな？　でも本当なら自分たちの健康のためにテラヘルツ波を活用できたらいいな、試してみたいな」程度に考えていました。

そんな中、櫻井先生に出会い、先生の発見した鉱石キミオライトのすごさを新納先生に証明していただき、改めて世界最強と言われるテラヘルツ鉱石のエネルギーの高さを知らされたのです。

その後、佐藤清先生のテラヘルツ発振器である「プラナヒーター」に出合って氣経絡を学び、それを使って痛いところのある人や体調の良くない人を癒やす仕事をしてきました。

その頃から、肉体の難しいトラブルを抱えた方であっても、テラヘルツ量子波を照射することで状態が改善することを身をもって経験してきたわけですが、その頃の改善率は50％程度でした。

そして、徐々に口コミで不調な方の紹介が増えてきたことから、「もっと早く改善する良い物はないか？　もっとパワーのある物はないか？」と考えるようになりました。

他社のすごいと言われる物もいろいろ試してみましたが、なかなか本物に出合えず、今一つ物足りなさを感じていたので、それならば「パワーを数値化して比較してみよう」と考え、独自にフーチを使って数値化して比べてみたのですが、残念ながら私どもの求めている物には出合うことができませんでした。

そんな中、櫻井先生に相談したところ、特別にキミオライトを主にして数種類の鉱石をブレンドしたよりパワーのある「テラシート」を開発していただくことができました。

これは、テラヘルツ波、マイナスイオン、遠赤外線、ホルミシス効果という生命力を高める4つの効果がもたらされるシートです。有害な電磁波でさえも良い電磁波に変える働きがあるもので、さらなる実験をくり返し、より良いものをとの思いから5回ほどリニューアルし、現在に至っています。

ところが、プラナヒーターもテラシートも買って使ってみたけれど、なかなか改善できないという人も現れました。これはどういうことなのか？　といろんな試行錯誤しながら研究したところ、使う人の思い（想念）が強く影響しているとわかり、フーチや筋反射テストなどで調べてみたら、やはり予想通りの結果でした。

そして、同じ製品でも、使用する人が「こんな物で良くなるなら医者はいらない」「良くなるわけがない」と潜在意識で思っている場合と、「良くなるかもしれない」と思っている場合では、結果が違うこともわかりました。

つまり、その人の想い、想念が効果の差を生んでいたのです。

本人のエネルギー×想念エネルギーが奇跡的な治癒をもたらす

そこで、こちらが「何とか良くしたい」と強く思いながら施術をすると効果に違いがあることも納得できました。

そうなると、「それはなぜ？」と、疑問がわきます。

そこで、いろいろと検証したところ、次のような仮説に辿《たど》り着きました。

第一に、人が持つエネルギーパワーにはおのおのに違いがあって、

さらに、それぞれの想念の共振共鳴によってそのパワーが何万倍何千万倍にも上がり、

そのパワーが高いほど、より早く改善が見られるのではないか。

つまり、**癒やしの効果は、本人が持つエネルギー×想念エネルギーによって決まる**、ということです。

さらに加えて、当初、私は目の前にいる具合の悪い方を良くしてあげることが一番大事と考えていましたが、本当に具合の悪い人は施術を受けに来ることもできない人なので、

そんな人たちを救うにはどうしたら良いか？　と考えるようになりました。

そんなある日、テレビのリモコンを見てピンときました。

電波の力で遠く離れた物を変化させることができるなら、人間もエネルギーや氣の力でリモートコントロールできないはずはない。これができればリモートセラピーができるのではないか⁉

それができれば、こちらに来てもらわなくても、また相手がいる場所まで行ってやらなくても苦しんでいる人を救うことができる——そう直感したのです。

そして、実際に遠隔地にいる人たちに氣を送ってみたところ、沖縄の人でも北海道の人でも、さらに遠く離れた海外ニューヨークに住んでいる人でも、見事に改善しました。

遠隔セラピー（ヒーリング）の方法について誰かに習ったわけではなく、独学と言えば独学ですが、フーチにしても、テラヘルツ波にしても、前述したようにいろんな先生方からそのエッセンスだけを学ばせていただき、早い話が「良いとこ取り」です。

それ以来、さまざまな病気や悩みを抱えた方々に対して遠隔での施術をするようになり、その結果、75％ほどの改善率が見られるようになりました。

これは施術を続けることによって、自分自身のエネルギーパワーがアップしたからです。

ところが、そんなある日、「あなたはそれで満足ですか？」と宇宙神に問われたような気がしたのです。

さっそく、フーチや筋反射テストで「これから何をなすべきか？」と質問したところ、「人間一人の力で救える人は限られている、同じようにできる人を育てる仕事をしなさい」と出ました。

遠隔セラピーをする人は他にもいますが、仕事としてプロの遠隔セラピストを育てている人はそんなにいません。

そこで仲間と共に、遠隔セラピーについて教える「スキルアップ講座（勉強会）」を立ち上げ、初級コース・中級コース・遠隔講座を始めることにしました。

初級コースは、フーチや筋反射テストなどで人の持つエネルギーパワー、物の持つエネルギーパワーを計測したり、その人のどこがどのくらい悪いかを調べたりできることを学ぶ基本コースです。

中級コースは、テラシートやプラナヒーターを使った直接的な施術で、悪いところを修復するといわれるソマチッドの理解、実際の氣の送り方、遠隔セラピーの理解と実践、自分のエネルギーパワーの上げ方、そして実際に送って良くなったか？　などを確認するまでのコース。

遠隔講座は、クライアントに対してのカウンセリングの中で遠隔セラピーをちゃんと説明できるようになり、難病の人に多い憑依霊《ひょういれい》とその浄霊のさせ方などを学ぶとともに、生涯の仕事として取り組み、研究を続ける覚悟のある人、つまりプロを育てるコースです。

このような目的を達成すべく、コンプライアンス（ルール）を重視しながら活動するために、「本気で良くなりたい、改善したい人」と「癒やしの研究と本気で仕事として取り組みたい人」を募り、会員制の研究会という形にしました。

これは、私のようにできる人を育てるだけでなく、育てる人を育てることが大事との結論に達したからであり、それゆえ、会員同士の歯に衣着《きぬ》せぬ自由な発想で研究に臨《のぞ》み、会員の方々がそれぞれの特性を活かして講師に育っていっていただきたいと願っているところです。

古代ソマチッド×世界最強のテラヘルツ鉱石を融合したシリウスボール

また私どもでは、一般の関心のある人たちを対象に、遠隔セラピーとは何かを知っていただくために、定期的に東京で説明会を開催しています。

説明会に参加された方々から、「パワーのある商品の説明と販売もしてほしい」との声が多く聞かれたことから、会場内ではシリウスボールなどの展示販売もしています。

シリウスボールは、櫻井先生のオリジナルで、古代の地層から発掘されたソマチッドを多く含む古代貝化石と、世界最強の天然テラヘルツ鉱石キミオライトを独自の技術で融合させ、特別に製作してくださったものです。

このシリウスボールを一つずつ両手に持つことによって、氣の送り手のエネルギーパワーがアップするのですが、さらに最近わかったのは、シリウスボールをアルミホイルで巻くとよりエネルギーパワーが上がることです。

それではここで、説明会でどんな話をしているか、その一端をお伝えしたいと思います。

基本的には、初心者の方にもわかりやすい話から入ります。例えばこんな感じです。

遠隔セラピーとは、文字通り、遠く離れた相手に対して目には見えない氣と呼ばれる精妙なエネルギーを送る技術です。

しかし、まったく初めての方は、こんな話を聞かされた時点で、「そんなはずないだろう」と思うかもしれません。

私たちも遠隔セラピーを実践する前は、「怪し過ぎる……」と思っていたくらいですから、一般の方が疑いを持つことはむしろ当然だと思います。

テラヘルツ量子波についても、口で説明するだけで怪しいイメージがあるというのに、さらに遠くにいる人にエネルギーを送る遠隔セラピーをやっていますなんて、すぐに信じてくれるものだろうか？　と正直、半信半疑でした。

でも、テラヘルツ波を照射するプラナヒーターに出合ってから、実際にいろんな人の病気が良くなる現実を目の当たりにするようになり、あるとき、ふっと「遠隔でもできるんじゃないか!?」と思い、自己流でやってみたら、実際に効果があったんです。

と、こんな感じで、なるたけ怪しいイメージを持たれないように、参加者目線でお話しするように心がけ、後は理屈であれこれ説明するよりも、実際に体験していただくことを重視しています。

なので、会場にプラナヒーターやニュースキャンという最先端の機器を持ち込んで、希望者には実費で体験していただけるようにしています。

プラナヒーターは、テラヘルツ量子波の施術用のヒーターで、身体のエネルギーが弱っているところを探し当て、そこにテラヘルツ波のエネルギーを送る装置です。

東京会場では「渋谷羅天清サロン」の奥野さん、新潟の長岡会場ではスタッフの佐藤さんが担当しています。

最初に私がフーチを使って体験者の悪いところを確認したうえで、ヒーターのパッドを着けてしばらくテラヘルツ波を浴びていただき、その後でどの程度改善したかを確認するのですが、この器械にかかっているだけでもテラヘルツ波の効果が実感できます。

ニュースキャンは、ロシアの科学者によって開発された波動測定器です。体内周波数の測定による膨大なデータをコンピューター処理して、分析、検索を行い、身体のアンバランスな状態をチェックし、どこに問題があるかや、健康に関する有益な情報を導き出してくれます。

この器械はまだ十分に使いこなせる人が少ないのですが、事務局担当の川瀬さんはこの機能を熟知しているので、安心して体験してもらっています。

いずれの器械もエネルギーパワーを高める効果があるので、実際に体験していただいた方々には、どちらも大変好評を得ています。

氣を送っただけでソマチッドが増え、活性化する！

説明会で私がお話しする内容は、一般的にはまだ浸透していない話がほとんどですが、別に専門的な量子物理学の話をするわけではないので、だいたい女性はすぐに納得してくれます。ですが、頭の固い男性はなかなか難しく、疑ってかかる人が多いのです。

とはいえ、最初は疑っていた人も、何回か説明会に参加していただくうちに疑いが晴れて、テラヘルツ波や氣のエネルギーを理解されるようになります。フーチにしても同じですが、ご自分で納得して受け入れて、慣れてくればそれが当たり前になるのです。

もちろん、筋反射テストのことをご存じない方もいるので、まず参加者同士でペアになっていただいて、自分の思いがいかに身体に影響しているかを確認する簡単なやり方を実体験してもらいます。

まず、被験者側の人に、両手の拳《こぶし》を上下に重ねた状態でピタリとくっつけるようにしてもらいます。

次に、もう一人が、「ここからエネルギーが出て、開かなくなりますよ」と言い、被験者が「あっ、そうなの」と言って、テストをする人が被験者の拳を引き離そうと力を加えます。

ところが、被験者の拳はしっかりとくっついたまま離れない。

そこで今度は、片方が「ここからエネルギーが出て、開かなくなりますよ」、被験者が「そんなことないでしょ」と言って同じようにテストをすると、今度は簡単に被験者の拳が離れてしまう、といった具合です。

これは、相手の言葉を肯定的に捉えて受け入れた場合と、否定的に捉えて拒絶した場合の筋肉反応の違いです。

お互いに交代してやってみると、自分の思いが潜在意識を介して筋肉の強弱の違いとして表れることがはっきりとわかります。

ですから、人の話を聞く場合でも、「そんなわけないだろう」と疑りながら聞くのと、「そんなこともあるのかな」と受け入れる気持ちで聞くのとは理解度も違ってきます。ですから、説明会の冒頭でまずこれを体験してもらうのです。

そしてもう一つ、視覚に訴えることで皆さんがすぐに納得されることがあります。

それは、特殊な顕微鏡を使って、自分の血液中のソマチッドがどのように変化するかを目視することです。

ソマチッドとは、Ｐａｒｔ１で触れたように、私たちの体内（血液中）にもいる超微小生命体のことで、ＤＮＡの前駆物質ではないかとも見られていて、生物と無生物をつなぐものであり、どんな環境下でも生き続けている不死の存在です。

まず、何もしない状態で、希望者ご自身に採血をしていただきます。

次に、私がその方に向かって「〇〇さんの血液をサラサラにし、ソマチッドを活性化したまえ」とくり返し言いながら１～２分氣を送ります。

その後で、もう一度ご本人に採血をしてもらい、施術前と施術後の血中のソマチッドを画像に映し出して、他の参加者にもそれが見えるようにして見比べます。

すると、私が氣を送っただけで、ほぼ全員のソマチッドが変化しているのが確認できます。

施術前にはあまり動いていなかったソマチッドが、施術後には数がたくさん増えて動きも活発になったり、赤血球の動きが速くなるなど、ソマチッドが活性化して、血流が改善していることが素人眼にも一目瞭然なのです。

免疫力は血液中にあるソマチッドの量に比例することがわかっていますが、現にがん患者さんの場合は、血液中にソマチッドがいません。

このように、實際に氣のエネルギーを送るだけでソマチッドが増えて活性化している状態を見ていただくと、ほとんどの皆さんが驚きとともに納得されるのです。

最初は「欺《だま》されたとしてもいいや」と思って来たような男性でも、説明会や体験会が終わる頃には「これはすごいですね」と驚かれたり、納得されて「来て良かったです！」などと言われます。

氣を送るとソマチッドが増える、そうすれば血行も良くなって、自然治癒力が高まる。

このような事実をまず知っていただくことが、何よりも理解への早道だと思います。

意識のリモコンを使って自分が見たい番組にチャンネルを切り替えよう

氣のエネルギーを送ることによってソマチッドが活性化する事実を確認していただいてから、想念と病気の関係について話をしていきます。

要点だけ言うと、日頃から「私は病気だ」「調子が悪い」といつもいつも思っている人は、自分から病気のエネルギーを引き寄せてしまっている、ということです。

ではは病気を予防したり、治すにはどうすればいいのかというと、テレビのチャンネルと同じように、自分が見たい番組（＝健康）に意識のチャンネルを変えることです。

テレビのチャンネルはテレビのリモコンで操作するのは、双方間で同じ周波数を送受信できるからで、そのリモコンでテレビ以外の電化製品を動かそうとしても動きません。

ようするに、周波数が合うもの同士が反応するわけですが、私たちの想念はとても繊細な波動なので、「そうなの」と思うくらいでも潜在意識の中に肯定的なエネルギーとして刻まれます。

ですから、まず自分で、「調子が悪い」「自分は病気だ」というマイナスの周波数から、「自分は健康だ」「元気になる！」というプラスの周波数に切り替えることが大事です。

そして、氣を送る人の意識（想念）と自分の意識（想念）が共振共鳴すれば、エネルギーパワーが格段に大きくなるので、それだけ治りも早くなるのです。

治してもらいたい人が「自分は健康になる」と心から思い、氣を送る人も「何としても治してあげたい」と思うことによって、量子波が共振してより効果が高まるのです。

このように、同じ周波数の意識や想念は共振共鳴して、エネルギーがパワーアップします。

こんな単純なことが今の科学ではなかなか証明できないわけですが、科学的に証明できないからと言って、それがあり得ないわけではありません。

まして、これからは次元が上昇していくと言われている時代ですから、そう遠くない時期に遠隔セラピーが当たり前のように受け入れられるときが来ることでしょう。

私は幸せの条件の一番は健康だと思うので、病気のない世界が訪れることを願っているのですが、そこで大事なのは、人を癒やせる人がお山の大将でとどまっていては広がっていかないので、そうならないように、遠隔セラピーができる人を増やすことです。

というわけで、私は、私を超えて行ってくれる遠隔セラピストをできるだけたくさん育てていきたいと思っています。

フーチをマスターすると健康面や人生のいろんな場面で役立てられる

説明会では、フーチについても簡単にご紹介します。

特に遠隔セラピーを行う場合、生命エネルギーがどれだけあるかを確認するための手段として、フーチセンサーが使えるととても便利で有効だからです。

フーチは一人でできて、しかも、基本的にどんな質問に対してもイエス・ノーの診断ができます。

例えば、「この薬は合っていますか？」「副作用はありますか？」「何％くらい良くなりますか？」「遠隔セラピーで良くなりますか？」などと質問をして、そのつど答えを確認しながら行動に移していければ希望も持てるし、道が開けるのです。

また、フーチができると、プラナヒーターやニュースキャン、その他の治療器やセラピーを体験した後に、具体的にどのような変化や効果があったか、あるいは、自分に合うものは何か、どの程度それが必要か、それでどの程度改善するか、等々を確認することもできます。

初級コースでは、オリジナルの検査表を使っていろんなものの検査をしていただくのですが、フーチを使いこなせるようになれば、健康面はもちろん、人生のいろんな場面で役立ちます。

なぜフーチで何でもわかるのかというと、私はソマチッド同士がコミュニケーションをしているからではないか、と思っています。

ソマチッドは身体の中にも外にもいて、常に情報交換をしているため、生命にとってプラスに働くものとマイナスに働くもののセンサー機能が最も高く、それを瞬時に判別してフーチが反応しているのではないか、と。

いずれにしても、今の科学技術では、生命エネルギーやフーチの原理については未知の領域であり、テラヘルツ波にしても、新納先生が最新型の測定器を開発されたからこそ、その存在と働きが明らかになったわけで、今の科学でわからないことはまだまだたくさんあります。

Ｐａｒｔ１でもお話ししましたが、以前、増川いづみ先生にお会いしたときに、「森羅万象のすべてが科学で証明できるわけではない。80%以上は科学で説明できない」という主旨のお話をお聞きしたことがありましたが、「今の科学で説明ができなくても、結果としてその人の病が癒え、不調が改善すればいい」という私どもの考え方と同じであったことから、とても勇気をいただきました。

ですから、説明会でも、実際に私自身が行った遠隔セラピーの事例について、事実としてお伝えしており、そのつどいろんな方が遠隔セラピーで良くなられた話をさせていただきます。

無料だと施術者と依頼者の意識が共振しづらい

その中で、とりわけ問題となるのは、抗がん剤の副作用です。

遠隔セラピーによって免疫力や自然治癒力が高まり、改善の方向に向かっていても、抗がん剤を投与してしまうと、どうしてもエネルギーパワーが落ちてしまうのです。

ですから、いかにこの副作用を抑えられるかが重要なポイントで、講座では、「体内への蓄積を防いで害を減らしたまえ」などという言霊《ことたま》を加えることをおすすめしています。

それだけで、薬の服用の回数が減ったり、回復が早まった方々がたくさんいるからです。

もちろん、大半の医師は、病気が治るのは本人の自然治癒力のおかげだとは思っていないかもしれません。

しかし、エネルギーを送ることによって、確実に本人の治癒力を高める手助けができることは、これまでの遠隔セラピーによるさまざまな症例が物語っています（資料編で詳述）。

私は、病院や医師がまったく必要なくなることを望んでいるわけでは、決してありません。

自分で治せるものは治していく、未病《みびょう》の段階からソマチッドを増やして各自が病気にならない生き方に変えていく、そんな緩やかな変化を望んでいるに過ぎないのです。

そして、健康問題で本当に困っている人はできるだけ早く何とかしてさしあげたい、また、直接会いに来られない人でも何とか元気になっていただきたいという気持ちから遠隔セラピーをやるようになったわけですが、最初はボランティアでお金をもらわずにやっていました。

ところが、ある日、天から「無料ではいけない」とのインスピレーションがあったので、フーチで聞いてみたところ、会員制にして料金をいただくことにしました。

なぜ無料だとダメかと言うと、お互いの思いが共振しないからです。

遠隔セラピーは、あくまでも本人と施術者の思いが共振共鳴することが大事なので、施術の諸費用や療法を広めるための費用をご負担いただけるとありがたいのです。

会員制にするのにも意味があり、一般では到底信じることが難しい体験や経験になりますので、研究会として、会員同士の体験を通して情報を共有していき、同じような状態の方がどのような経緯を通して変わっていったのか、症状がどう変化していくのかを会員同士で研鑽《けんさん》して改善例を増やしていきたいという趣旨で行っています。

そして、病院にも通えないような人や寝たきりの人などのためにも、この療法を広めていきたいと思っています。

遠隔セラピーの講座では、私と同じレベルの人を育てるだけでなく、私を超えていってくれる人が出てきてくれることを望んでやっているのですが、実際、回を重ねるごとに参加者のエネルギーレベルもアップしていっています。

また、私ができないことをやってくれる素晴らしい仲間たちが集まってきてくれているので、私自身、遠隔セラピーに集中できることをとてもありがたく思っています。

エネルギー体に働きかけるため、霊障にも効果が！

さてここからは、少しだけ専門的な話をしておきたいと思います。

私どもの遠隔セラピーは、正確には「フーチー遠隔エネルギー療法」と言います。

これは、相手の肉体だけに作用するのではなく、エネルギー体に働きかける療法である、という意味です。

日本テラヘルツ健康財団の代表理事新納清憲先生の著書『量子論で見直したテラヘルツ

波エネルギーの神秘とその応用』（星雲社）には、人間は肉体以外に、エーテル体、アストラル体、メンタル体のエネルギーの層があること、そして、本来は病気など起こりようがなく、人間本来の免疫力や自然治癒力を低下させる要因を取り除くことが肝要だと記されています。

つまり、病気の主な原因として、「霊などが憑依してエーテル体のエネルギーが肉体に伝わらなくなると起こる」場合があるのです。

実は、このことを新納先生に教えていただくまでは、私は、遠隔セラピーは羅天清研究会・新潟の活動方針と違うのではないかと、長い間慎重に考えていました。それまでは、目の前にいる病人さんだけを対象にしていたからです。

しかし、テラヘルツ波や量子波のエネルギーが、肉体やエーテル体・アストラル体に伝わることで免疫力や自然治癒力が高まって元気な体を取り戻すことができるという観点に立ち、そのエネルギーの変化を調べる方法としてフーチを使った測定方法があると気づいたことから、このフーチー遠隔エネルギー療法を研究会の活動として取り入れる決意をしたわけです。

その人に効果があれば方法は関係ない。

痛みを抱えている人の一番の希望は、あくまでも症状を改善することであって、そのための方法は遠隔なのか直接的なのかは関係ない。

そう思うようになって、困っている人がいるのであれば方法は問題ではなく、「結果がすべて」との確信に基づいて、羅天清研究会・新潟の活動の一環として遠隔セラピーを行うようになったという次第です。

それ以来、私どもでは、未来の医療を学んでいる会員さんたちが、日々自分の家族や周りの方々に対して、テラヘルツ量子波と遠隔セラピーの素晴らしさをお伝えしています。

テラヘルツ波と遠隔セラピーを併用すれば施術効果も倍増することも確認できていて、対象になる人や場所、物に対して、レーザービームのように確実にエネルギーを送ることができます。

その効果の一端は、血中のソマチッドを顕微鏡で見ることによって確認できます。

遠隔セラピーを行う前と後で血中のソマチッドを観察すると、わずか1回、数分間でもほとんどの人が変化するのがはっきりわかり、一般社団法人てれせらぴーのホームページでもその様子が動画で見られるので、ぜひご覧ください。

また、実際にテラヘルツ波や遠隔セラピーで改善をされた方々の体験談も画像でご覧い

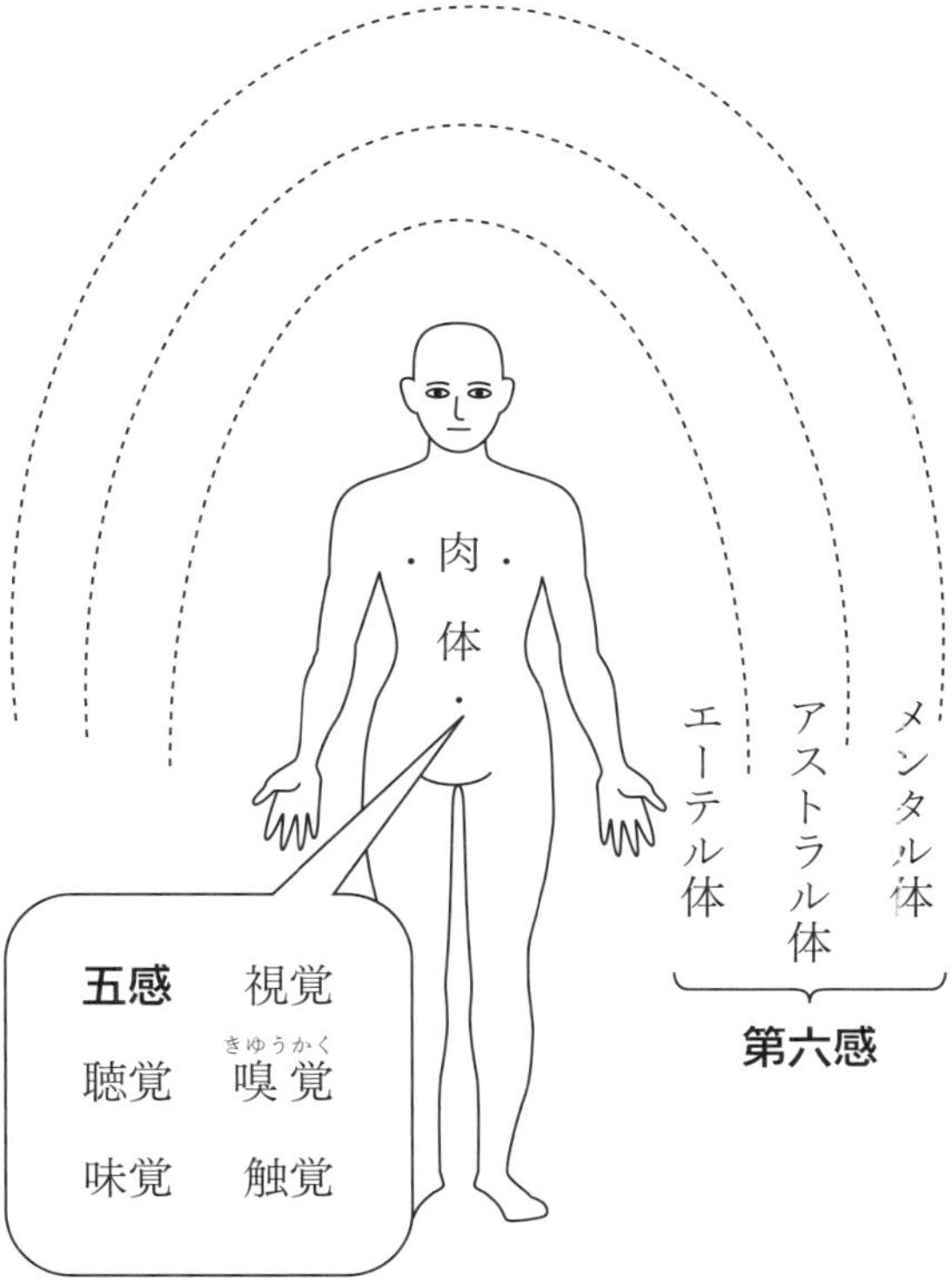

肉体
エーテル体
アストラル体
メンタル体
第六感
五感
視覚
聴覚
嗅覚《きゅうかく》
味覚
触覚

ただけます（※あくまで個人の体験です）。

皆さん奇跡的に良くなられています。しかも、遠隔セラピーは相手のエネルギー体にも働きかけることから、霊的な障害がある人にも効果を発揮します。

その場合、私どもでは、「成仏させる」「昇天させる」と言います。なぜなら、除霊の場合は、また戻ってきたり、他の人に憑《つ》いたりするので、ちゃんと成仏するように天国に送ってあげる、そうすれば再びこの世に戻ってくることはありません。

ただし、浄霊をするには施術者のエネルギーパワーがある一定レベルに達していないと無理で、下手に手を出すとかえって問題をこじらせてしまうので注意が必要です。

これが正式名称を「フーチー遠隔エネルギー療法」としているゆえんでもありますが、特に次のような人にこの遠隔セラピーをおすすめしています。

○遠方にお住まいの方
○自力で動けない方
○人前に出たくない方
○言葉を喋ることができない家族（ペット）
○痛みや不快感がある施術は避けたい方

○外見に表れる症状などで、直接会っての施術は避けたいと考えている方
○症状を改善したい気持ちはあっても、対人関係の苦手な方
○対面での施術は緊張する方……など

もちろん、これら以外の症状でも対応できますので、遠隔セラピーに関心がある方は事務局（巻末に記載）までお気軽にお問い合わせください。

Part 3

遠隔ヒーリングを起こす意識の力

――無条件の愛が奇跡をもたらす！

櫻井喜美夫

意識は全細胞の主人である、そして魂が意識の主人である！

このＰａｒｔでは、遠隔ヒーリングを起こす意識の力とそのメカニズムについて、私（櫻井）なりの考えを述べてみたいと思います。

Ｐａｒｔ１の対談で述べたように、遠隔セラピーの効果に限らず、奇跡的な出来事はすべて意識の持ち方によって起きると私は思っています。

例えば、「私は必ず〇〇まで生きる！」と、自分で自分の身体《からだ》に命じれば、60兆の全細胞が「何があってもそれまでは頑張ります」とご主人様の言う通りに働く、ということが現実に起こり得るのです。

たとえがん細胞や壊死《えし》している細胞があっても、意識によって強く命じると、他の細胞が補助的な力を存分に発揮して延命をはかろうとするからです。

私自身も、浸出液が溢《あふ》れて死ぬほどつらかった全身のアトピーも、そうして乗り切ってきました。

反対に、「自分はもうダメだ」「生きていてもしょうがない」と思い込んでしまうと、実際に身体の細胞が弱って、やがて死に至ることになるでしょう。

昨今、自殺者が多くなっているのも、本人の意識がそう決めてしまっているからで、そのような状態の人をOーリングテストや筋反射でテストをすると指の筋力がスカスカで、まったく力がありません。

かくのごとく、何事も本人の意識次第ですから、元気を取り戻したければまず自分自身の意識の持ち方を変えることがとても重要です。

Part1に出てきた看護師のKさんの場合は、「孫の顔を見るまで」と決めたことでそれまで生きられた。そこで、次に「孫と一緒に遊ぶ」と決めて、親子孫の3世代の楽しい生活を強くイメージしていたら、もっと生きながらえて、幸せな余生を過ごしていただけたのではないかと思います。

そのように、意識で何を思い、イメージするか――その想念エネルギーに共振共鳴する事物が引き寄せられます。ということは、人生で起きるさまざまな出来事は本人の想念や意識の産物であり、まさに自分が自分の現実を創り出しているのです。

そして、私たち一人ひとりの意識の根底にあるのが、魂、スピリットです。

魂はプラズマ状のエネルギー体で、この魂が意識の主人です。

ところが、私たちは過去の経験や常識に縛られることが多いため、日常生活の中でほとんど魂に意識が向けられていません。

そこで、困難な状況に陥るなど、過去のパターンや常識へのとらわれが何かの拍子に外れたとき、魂の声が意識に届いて、魂と意識が一体化することによって、宇宙の中心から放たれている無限のエネルギーが意識の中に注がれます。

常識を超えた現象、すなわち奇跡的な出来事が起こるのは、まさにそのときです。

つまり、**魂と意識がシンクロしているときに常識という枠（無意識下の制限）が破られ、宇宙との共振共鳴が起きてエネルギーパワーが最高潮に達し、その結果、奇跡的な出来事を引き寄せる**のです。

魂の声を聞くには、まず、「自分はいったい何のために生まれ、生きているのか？」という魂の目的、人生の目的を自分自身に問いながら、それを意識化（自覚）する必要があります。

「何のためにこの地球に来たのか？」「今という時代に、なぜこの日本に生まれたのか？」それをはっきりと意識化できれば、宇宙エネルギーと響き合っているソマチッドや細胞がフルに活性化して、魂が望んでいる現実を引き寄せやすくなるのです。

意識が魂と同調することによって宇宙と響き合い、エネルギーパワーが格段にアップして、魂の望みが叶《かな》えられるのです。

超意識が常識を超えた現象を引き寄せる

私の場合は、あるとき、体外離脱をして宇宙の中心（センター・オブ・ユニバース：COU）と一体化した経験があり、また原因不明の重度のアトピーを患《わずら》ったことなどで、自分が何のために地球に生まれてきたのかをはっきりと思い出すことができました。

COUとは、すべての二元性を超えた無（空）の次元、宇宙の創造主の世界です。

そこで、3次元世界の成り立ちや魂が意識の主人であることを実感したわけですが、それ以来、私はそのような魂と意識が一体化した意識状態を「超意識」と呼んでいます。

一般的には、潜在意識と呼ばれますが、潜在意識は階層構造になっていて、魂はその最も根底に位置し、プラズマ状態で存在していて、この世の次元を超えているからです。

遠隔ヒーリングは、そのような3次元の常識を超える超意識の力をはっきりと見せてくれるものであり、目崎さんの遠隔セラピーによって奇跡的な治癒が数多く起きているのも、超意識パワーによる一つの結果だと考えられます。

であるならば、それは単に身体の不調を改善することにとどまらないはずで、私が目崎さんの遠隔セラピーを皆さんにおすすめしている理由もそこにあります。

遠隔セラピーを行うことは、相手の健康に対する奉仕だけでなく、自分自身の意識力（念力）を高めてそれを善用することにつながり、さらにそれを広げていければ、人類全体の平和や福祉にも貢献できるからです。

つまり、遠隔セラピーの対象となるのは、不調や病を抱えた人たちだけでなく、さまざまな困難な問題に直面している私たちの社会そのものの立て替え、さらには地球全体の再生にまで拡張できるのです。

なぜなら、魂を主とする超意識は、宇宙空間に満ちている創造主（ＣＯＵ）の無限の愛のエネルギーを引き寄せる、１００％穢《けが》れのない無垢《むく》の心でもあるからです。

だからこそ、どんなに遠くに離れていても、また直接会ったことがない人や場所であっても、国境や言語、文化の違いを超えて瞬時にその純度の高いエネルギーが届けられるのです。

科学的な実験でも証明されている遠隔ヒーリングの効果

遠隔ヒーリングや遠隔セラピーという言葉を初めて聞いた人は、「何となく怪しげ……」「本当に効果があるの？」と思われるかもしれません。

ですが、その効果については、すでに科学的な実験によっても確認されています。

ここで、末期がんの人を対象にした日本初の遠隔セラピー実験が成功した事例について、ご紹介しておきましょう。

この実験は、２０００年８、９月に行われたもので、結論から言えば、気功師の発した氣が東京・仙台間約３５０キロメートルの空間を超えて受け手の身体に届いたことが科学的に確認されているのです。

実験を主催したのは、東北学院大学の木戸眞美教授で、日本医科大学情報科学センター河野貴美子氏、東京工業大学・樋口雄三教授らによって行われました。

まず、東京の気功師が宮城県仙台市にいる被験者に氣を送り、被験者の血流や自律神経にどのような影響を与えたかを測定。４名の受け手の一人の丹田に流れる電流の変化を確認した木戸教授は、これを遠隔送気の影響によるものと認定し、「丹田への刺激は、呼吸器、循環器、消化器、および自律神経の動きを活性化させます。この実験から遠隔治療の効果があるということがいえますね」と述べています。

さらに、日本医科大学情報科学センター河野貴美子氏が、東京工業大学教授の樋口雄三教授との共同実験で遠隔送気およびその治療の有効性についての実験を行った際にも、気功師と受け手の脳波が同調したという結果が出ています。

河野氏は、東京・大田区の日本医科大学研究棟にいた気功師から、世田谷区の東工大・屋内体育館にいる自営業男性（63歳）に遠隔送気を行い、そのときの両者の脳波の相関関係を示す実験を行いました。

すると、受け手の男性の右後頭部にリラックス時に現れるアルファ波が出現。しかも、気功師が送気を中断したり継続すると、受け手の脳波もそれに合わせたように曲線の動きが同期し、両者の氣が通じあって同調していたことから、河野氏は、「この実験は遠隔からの送気が、受け手に確実に届いたことを確認できるもの」と述べています。

一方、樋口教授は、氣を送られた受け手の副腎《ふくじん》の内分泌動態と免疫力の変動を調べたところ、不安や怒りのときに分泌されるノルアドレナリンやストレス指標となるコルチゾールが有意に減少したそうで、樋口教授は、「受け手のストレスが緩和し、リラックスしたと考えられます」と述べています。

こうした実験結果などを見ても明らかなように、遠隔ヒーリングは相手のストレスを軽減し、自然治癒力を高めるものであって、すでに科学的にも確認されているのです。

「ラジオニクス」に見られる意識の超物理的な働き

では次に、人間の意識力がもたらす遠隔ヒーリングのメカニズムについて考えてみましょう。

意識が及ぼす超物理的な作用については、「ラジオニクス」の原理が参考になります。

ラジオニクスというのは、「レート」というシンボル（数字の組み合わせ）を使って、対象に何らかの作用を及ぼす器具で、遠隔セラピーにも用いられています。

ラジオニクス装置（原型となるラジオ・セラピー）は、アメリカ人の診断専門医アルバート・エイブラムスによって1920年代に開発され、その後、さまざまな研究者によって改良が重ねられながら、現在でもイギリスなどでラジオニクス装置を用いた療法が行われています。

エイブラムスは、がん組織のような病理学的サンプルの情報が電気と同様に導線を伝わることを発見し、銅線に取り付けた可変抵抗器を使って、抵抗値と病気との相関関係を調べ、さまざまな病気の抵抗値を独自にレート化しました。

ラジオニクスは、このレートを使って病気の診断と治療を行います。

ところが、この装置の不思議なところは、電子回路がつながっていなくても、同じ効果がもたらされることが判明した点です。このことから、一方ではインチキ説が唱えられ、他方では従来の物理科学を超えた作用があるのではないかと期待が寄せられました。

つまり、ただ紙に書かれた回路図があるだけでもまったく同じ効果が得られたことから、これは電磁気的な作用ではなく、ラジオニクスを操作する人間の意識の力ではないかと考えられるようになったのです。

しかしながら、ただラジオニクスが機能すると信じているだけで効果が得られるわけではありません。回路に不具合のあるラジオニクスでは、効果が得られないのです。

ようするに、人間の意識は、その回路が適切に機能しているのかどうかを無意識のレベルで正確に把握していて、電子回路が切断されたり、回路の構造に不具合があった場合、そのラジオニクスは効果を失うのです。

これまでの研究で明らかになったのは、電源も、ボリュームも、人間の意識に影響を及ぼしている主たる要素ではなく、重要なのは「回路がつながっている」こと。つまり、その回路の目的にそって人間の意識の力が発動するのではないか、と考えられるのです。

しかも、回路の中で重要な役割を果たしているコンデンサを大きくすれば、それだけ蓄えられる電気容量も大きくなることから、実際に効果が高まることも確認されています。

このように、ラジオニクスは、回路図とレートという数字の組み合わせを使い、人間の意識の力を特定の方向に作用させる超科学的な器具と言えるでしょう。

癒やし効果以外に物質の情報転写もできるラジオニクス

また、ラジオニクスはヒーリング効果だけでなく、物質の情報も遠隔で転写（伝達）することができます。

ラジオニクスの原理を応用したヒエロニムス・マシンを作ったヒエロニムスは、ニューヨークのエド・ハーマンからの依頼を受けて、５００キロも離れた場所にあった桜の木の毛虫に対して遠隔での駆除に成功しています。

まず、毛虫の駆除に効果のある精油をラジオニクスで分析し、杉の精油に効果があることを発見。そこで、杉の精油をヒエロニムス・マシンの上に置いて、桜の木にその精油のエネルギーが作用するようにサンプルとして毛虫数匹と毛虫がいる樹木の写真とネガ、そして試薬をマシンをセットしたところ、数日後、ハーマンが確認したら、桜の木の下一面にカーペットのように毛虫たちが落ちていたのです。

また、イギリスのジョージ・デ・ラ・ワー夫妻は、さらに科学的なデータを蓄積し、ホメオパシーを使って多くの患者に遠隔ヒーリングを行い、治療実績を上げたことで知られています。

デ・ラ・ワー夫妻は４０００以上の新しいレートを発見し、遠隔ヒーリングを数多く行ったのですが、あるとき、装置の購入者からインチキだと裁判を起こされました。

しかし、１万以上の症例が、確かに遠隔ヒーリングで効果があったという事実を裁判所が認めたことから、その訴えは却下されたのです。それによると、「３万件の症例のうちラジオニクスだけで３分の１が完治し、他の療法と併用して次の３分の１が完治し、残りの３分の１は効果がなかった」そうです。

このような歴史的背景があって、イギリスは今日に至るまでラジオニクスの先進国であり続けています。

ラジオニクスは、装置自体が電源の有無にかかわらず動作することから、レートは電気抵抗値ではなく、意味のあるコードナンバーやアクセスキーであり、その数字の配列そのものが距離を超越して身体機能に働きかけるのではないか、と考えられています。

この点について、デ・ラ・ワーは、ハロルド・S・バーの「Life-Fields《ライフ フィールズ》（生命場）」の理論に刺激されて、自身が「Nodal Point Lattice」と呼ぶ理論を打ち立てていますが、これらのエネルギーは、形態形成場において情報を伝達するゼロポイントエネルギー、スカラーエネルギーなどと呼ばれるものと同様だと思われます。

生命場とは、生物の形態や機能を形づくっている生命エネルギーの鋳型《いがた》（マトリックス）です。

ようするに、私たちの意識は、生命場の共振共鳴を起こし、「特定の情報を伝達（転写）する量子的働きがある」ということで、これは「形態共鳴」とも呼ばれます。

そして、そのときに重要な働きをするのが、神聖幾何学などの意味のある形や特定のスタイルです。つまり、宇宙の法則に合致した形・シンボルと私たちの意識がシンクロしたとき、そこに超物理的な力が働くわけで、ラジオニクスの回路は、この形と意識が共振共鳴するための装置だと考えられるのです。

日本ダウザー協会会長で、日本ラジオニクス研究会の顧問でもある堤裕司氏は、ラジオニクスの基本原理について、著書『超意識の秘密』（コボリ出版）の中で次のように述べています。

> ラジオニクス装置は現代人の意識に合理的に働きかける「形」なのです。「形」とは儀式、儀礼のことまでも意味します。（中略）
>
> 「形」にはエネルギーがあるとされています。「形」というデザインには、人間の意識に作用する力が備わっています。（中略）
>
> ラジオニクスは、まさに今の時代にふさわしくデザインされた、深い意識を動かすための装置なのです。「形」に人間の意識を共振させて拡張するアンプなのです。
>
> だからラジオニクスは、未知の情報を知るばかりでなく、人間の意識の関心が希望や願いであれば、それを成就するという願望成就効果すら発揮する可能性があるのです。

物にも作り手の意識が転写される

こうした情報転写の原理は、人間同士に限らず、手作りの作品にも同じように働くと考えられます。

何かを創造するとき、それを創ろうとする人の想念・意識がとても重要で、その創造物にその人の意識のエネルギー（念力）もチャージされるからです。

そのエネルギーの中で、最もパワフルなものが宇宙の中心と響き合う「調和」や「無条件の愛」です。

これまで私は、生命力を高めるためのさまざまなエネルギーアイテムを考案し、開発してきましたが、昔から「魂を込める」「命を吹き込む」と言われてきたように、私自身も常にそれを心がけてきました。

発明のアイデアは、主に私の魂の故郷であるシリウスからもたらされたものですが、シリウス時代、私はとても恵まれた暮らしをしていました。

しかし、今回の人生では、奇《く》しき縁に導かれて大本の出口王仁三郎・聖師様から名前をつけていただく形で、この世に誕生することになったのです。聖師様の本名である「喜三郎《きさぶろう》」と同じ音読みの「喜美夫《きみお》」という名をつけていただいた3カ月後、聖師様は昇天されました。

若い頃にはその意味がわからず、重責からノイローゼ状態になったこともありましたが、今となってはその意味がはっきりと理解できました。私が生まれてきた目的は、オリオン出身の聖師様が遺していった魂のバトンを、シリウス出身の私が龍神たちと共に発展的に後世に引き継ぐためです。

その間の経緯については、ヒカルランドから出版した前著『龍神脳の遺伝子がついにSwitch On!』に詳しく述べているので、関心がある方はぜひご一読いただければ幸いですが、一言で言うと、神人合一《しんじんごういつ》の超意識に目覚めた人が一人でも多く増えて、世直しのために活躍していただきたいというのが私の切なる願いであり、そのために、私のもとにテラヘルツ鉱石が集まってきているように思われてならないのです。

ここで改めて、テラヘルツ波についてご存じない方のために簡単に説明しておきます。

テラヘルツ波は、「光」と「電磁波」の中間領域の周波数帯域に相当する電磁波です。

自然界のあらゆる生命や物質から放射・吸収されていますが、特に人間では幼児が、天体では月がテラヘルツ波を多量に放射しています。

現在、テラヘルツ波は、医療や農業、エネルギー、食品、美容など多様な産業に革新的な進歩をもたらすテクノロジーとして各方面から期待されており、これまでの研究で次のような特徴があることがわかっています。

・透過性が高く、人に対しても安全で、水によく吸収される。
・テラヘルツ波を照射すると、原子・分子の振動の乱れが是正される。
・分子と分子をつなげて新たな物質や生命を創る可能性がある。
・人に照射すると、細胞の乱れが是正されて、不要な細胞の増殖を防ぐ可能性がある。
・酵素活性の作用があり、残留農薬や人工添加物などの分解作用がある。
・エックス線のような被曝《ひばく》の心配もなく、いくら浴びても副作用はない。
・玄武岩や安山岩などは、とりわけ多量に吸収・放射している。
・細胞の劣化を防いで、老化防止の働きも期待できることから「生命光線」とも呼ばれる。
・加齢や病気になると放射量が減ることから、生命エネルギーの根幹に関わる波長。
・人体の氣やオーラにもポジティブな作用を与える可能性が高い。

テラヘルツ波は意識を安定化して魂の情報を引き出す!?

テラヘルツ波は、細胞レベルのコミュニケーションにも関わっているようで、物理学者のハーバート・フレーリッヒは、「細胞膜はテラヘルツ波によって共鳴振動しており、生命活動にとって重要な役割を果たしている」との仮説を提唱しています。

つまり、細胞自体がテラヘルツ波を放射していて、その振動（光）によって結合し、情報を伝達しあっている可能性があるのです。

ということは、テラヘルツ波が多量に放っている細胞ほど生命力に溢れているわけで、また多量のテラヘルツ波を浴びることによって、肉体だけでなく、チャクラやオーラなどのエネルギー（エーテル）体にとってもプラスの影響を及ぼすと考えられます。

肉体に関して言えば、身体の60％程度が水で、その体内の水がテラヘルツ波の情報をキャッチし、記憶しています。

とりわけ、月の光はテラヘルツ波が多く、月が地球の潮の満引きや生物の生理現象、人の情緒や無意識領域に影響を与えることが知られている点などからも、夜間のテラヘルツ波には昼間の太陽光とはまた違った重要な働きがあることは確かです。

太陽光は意識を活性化する「陽」の働き、月光（テラヘルツ波）は意識を安定・沈静化する「陰」の働きがあって、水瓶座時代の今、最も必要なのは、一人ひとりが自我意識（エゴ）を沈静化し、魂と意識を直結させることで、それが世界的にテラヘルツ波が注目されている真の理由ではないか――私はそう思っています。

そして、テラヘルツ鉱石の中でも世界最強のパワーを放つのが「キミオライト」で、私はこれを使ってさまざまな製品を世に出してきました。

中でも、「龍人・龍神宝珠」や「シリウスボール」は、龍神系の人（龍人）たちにとってエネルギーを増幅する「玉（宝珠）」として働いてくれるものです。

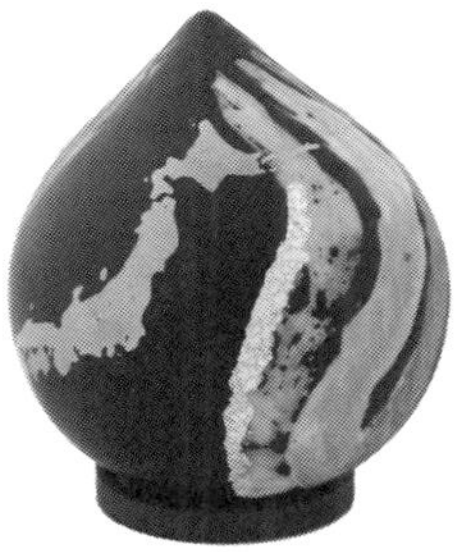
龍人・龍神宝珠

目崎さんたちが遠隔セラピーのときに手に持ってくれているのも、十分頷《うなず》けます。
シリウスボールは、キミオライトと古代ソマチッドが融合した特殊なパワーセラミックで、携帯しているだけでテラヘルツ振動が心身を活性化してくれます（キミオライトと風化貝化石を合わせて70％、その他にトルマリン、磁鉄鉱、ガイロメ粘土が含まれています)。

飲水に入れれば分子をクラスター化して細胞を活性化し、手に持って瞑想《めいそう》するとすぐに意識が沈静化して瞑想効果が高まるなど、工夫次第で用途が限りなく広がります。

シリウスボールに含まれているソマチッドは、風化貝化石に封印されていた古代ソマチッドで、ソマチッドは電子がないと働きませんが、キミオライトにはその電子を供給する働きがあるため、ソマチッドの活性化を促してくれるのです。

もともとは目崎さんからのご要望で作ったものですが、思った以上に反響をいただき、自分でも驚くとともに大変感謝しています。

これは、地球が水瓶座時代に入って、新たに目覚めた龍神たちとシリウス起源の龍人たちの共同創造が始まった証左ではないかと思います。

私のお役目は、その創造作業を滞りなく成し遂げるために、テラヘルツ波やソマチッドの関連製品を開発し、提供することによって、皆さんの龍神脳のスイッチをオンにしやすくすることです。

それは、「生まれてきた本当の目的」を思い出し、神人合一の超意識に至ることです。

そして今回、目崎さんとの出会いによって、超意識による祈りはソマチッドを活性化し、その結果、奇跡的な癒やしが起きる、ということもあらためて確認できました。

今回の本はまさにそのために用意されたものであって、読者の皆さんが人間として生まれてきた目的を思い出してくだされば、それだけでソマチッド同士の共鳴現象が日本から地球全体に広がっていくことでしょう。

ソマチッドはテラヘルツ波と同じ命の素《もと》であり、彼らは私たちの意識と常に連動しながら、距離や空間を超えて響き合っています。

ということは、**ソマチッドが喜ぶ場が増えるほど、自然界のバランスが回復しやすくなる**ということです。

ですので、ソマチッドが喜ぶように、まずは自分自身を浄化し、整えることから始める。

そして、同じ超意識を持つ人間たちと共鳴しながら、愛と調和のエネルギーを増幅していく。そうすれば、調和的なハーモニーが地球全体に広がって物質的な変化をも促し、さらにその波が宇宙へと広がっていくことでしょう。

意識が変われば誰でも奇跡は起こせる！

龍人たちの超意識の共鳴によって、「我良し」の世界から「皆良し」の世界へと方向転換をはかり、生命体としての地球の癒やしと再生が促される――これこそ、聖師様が望んでいた世の立て替え・立て直しだと思います。

私はこれを「アースヒーリング」と呼んでいるのですが、最近になってなぜか導かれるように次々に絵を描くようになったことから、新たなエネルギーアイテムとして皆さんの前にご披露するようになりました。

また私自身、究極のヒーリングは、その人がただその場にいるだけで調和がもたらされることだと思っていて、自分でもそのような人間になることを目指しています。

実は以前、その子がいるだけで周りの人たちが安らいで幸せを感じられるような人物に会ったことがあります。

私の会社にいた従業員のお嬢さんで、当時まだ小学校の一年生の女の子。彼女のクラスの中だけケンカする子がいなくなったり、行く先々で自然に誰もが笑顔になって、争いがなくなるという話でした。

私はぜひその子に会わせてほしいとお願いして、会わせてもらったのです。

彼女のお母さんは、噂《うわさ》通り、「この子は、幼稚園の頃から、なぜかこの子のクラスだけ誰もケンカをしなくなったり、幼稚園の先生まで人柄が変わっていった」と言っていました。

その女の子は恥ずかしがって、あまり言葉は交わさなかったですが、身体からはとても温かいエネルギーが放たれていました。今思えば、きっとテラヘルツ波が大量に放射されていたのでしょう。

決して太陽のように派手で目立つタイプではなく、どちらかというと、相手をホッとさせて、心の安らぎをそっと与えてくれる月のような存在だったのです。

私は、その小学生の女の子と出会ったことで、「よし、これからは彼女のように生きよう！」と強く決意しました。仮に、テロや戦争が起きている地域に行ったとしても、そこにいるだけで争いを止め、平和をもたらすことができるような人間になりたい、と。

それから間もなく、私は親の代から引き継いでいた事業がうまくいかなくなって会社が倒産し、一文無しになったのですが、そこで、「これでやっと自分のやりたいことに専念できる」「自分の本当の使命を果たそう」と思えるようになりました。

それまで手元にあった、日本一大きな隕石《いんせき》から始まって各種の薬石、水晶などさまざまな希少価値のある石も借金返済のために手放さざるを得なくなって、ふと自殺を考えてしまうようなどん底の状況……。それでも、「自分は何のために生まれてきたのか、その目的を果たすまでは死ねない」と考え直しました。

また、それまで私が収集していた希少な石の数々を「ぜひ見せてもらいたい」と懇願してきたある宗教団体の信者さんがいて、何かのお役に立てればと思っていったん石を預けたのですが、その人物が石を持って姿をくらませ、友人から「彼は夜逃げをした」と後で聞かされました。

でも、私は恨むことはしませんでした。それも小学生の彼女との出会いから学んだことです。

自分がいるだけで相手の心が穏やかになるような人間になりたいと決めてから、私は自分と関わる人がどんな人であっても、その人の心の平安を祈るようになりました。

もちろん、魂にはいろんなタイプがいて、まだまだ未熟な魂もいるし、潜在的にすごいパワーを秘めていてもまだドロを被《かぶ》ったままのような状態の人もいます。

ダイヤモンドの原石だけれど、まだ汚れが抜けきっていない人に対しては、早く輝いてほしいという気持ちから、時に厳しい指摘や指導をすることもあります。

人の悪口や不平・不満、愚痴、そのような汚れのない世界を自分の周囲から築いていくことが、みろくの世の雛形《ひながた》になると思うからです。

自分の意識が場を変え、人をも変える。

差別や争いのない意識は、調和的な場をつくり、そこにいる人が自然に和する。

そのような調和的な波動を発する人が増えれば、龍神たちも喜んで、天が味方をして大難が小難になり、大地震や天変地異も治まることもある、と信じて……。

無条件の愛――ソマチッドが喜ぶ生き方とは?

自分がその場にいるだけで、争いがなくなり、誰もが笑顔になれる――それを小学生の女の子から教えてもらってから、私の人生はどん底から少しずつ上向きになっていきました。

そして、宇宙の中心（COU）に入ってから、まるで磁石に引き寄せられるようにテラヘルツ鉱石や古代ソマチッド、放射能を分解する最強の微生物群などが次から次へと私のもとにやってくるようになりました。

冬に葉の枯れた木は一見仮死状態のように見えるけれど、根が生きている限り必ずまた葉をつけるタイミングを待っている――これまでの人生をふり返ると、そんなふうにも思えます。

さらに、目崎さんとの出会いによって、ソマチッドの活性化を促すにはやはり超意識が大事で、**魂から発せられる無条件の愛が奇跡をもたらす**、ということも再確認できました。

ソマチッドは人の想いに呼応して活性化するとともに、自分の中のソマチッドが喜んでいると周囲の人のソマチッドも喜ぶ。すなわち、ソマチッドがフルに活性化して共鳴しあう場にこそ奇跡が生まれる、それを教えてくれているのが遠隔セラピーです。

そのような遠隔による情報伝達、意識の共鳴は、赤ちゃんがお母さんに泣き声で伝えるように、信頼関係がある人同士の間であればなおのこと起こりやすくなります。

ですから、私は毎日心の中で、

「私と家族と親戚と友人に感謝申し上げます。私がこの地球に生まれて死を迎えるまでに出会うすべての人々が、喜びと財運に恵まれますように」と祈るようにしています。

あえて財運を加えているのは、この世ではある程度の財も必要だからです。

宇宙は氣や思いのエネルギーだけでいいけれど、この世ではいくら思いがあってもお金がなければ物事が動いていかない。人が幸せに暮らすにはお金を上手に回さないといけないからです。

例えば、一生懸命に愛情を込めてお米や野菜を育てても、代金としてのお金がもらえなければ、農家の生計は成り立ちません。

「お金なんかない方がいい」「お金が悪の元凶だ」などと言う人は、この世でどん底を味わったことがないか、早くあの世に戻りたいのかもしれません。ですが、決してお金がこの世の悪を生み出しているわけではなく、人間の意識が悪を生んでいるだけなので、お金は私たちの意識次第でどうにでもなります。

この世にいる限りはこの世のルールに従う必要があるし、それにはある程度お金は必要。

問題は、そのお金を「どのように回すか」です。

ようするに、戦争や人を欺《だま》したりしてお金を稼いで、自分の懐に溜め込んでしまうのが良くないわけで、もちろん、それは宇宙の法則に反する悪《あ》しき行為です。

なぜなら、本来、努力をしたものにふさわしい量を分配しながら循環していくものがお金というエネルギーであり、それを自分だけに富を積み重ねていくのは罪だからです。

人の役に立つ物を作ったり、サービスを提供して、それに見合ったお金と交換し、ギブアンドテイクの関係を築いていくのが宇宙の法則に沿ったこの世のルールです。

誰もがこの世に生まれてきた以上、この世のルールに従いながら魂を成長させていく必要があり、聖師様も同様の言葉を遺しています。

「悪のお役」が必要なくなる世の立て直しのために

ところが、そのルールに反して、一方的なお金の流れの仕組みを巧妙につくり上げることで懐を肥やし、人を支配してきた「闇《やみ》の勢力」と呼ばれる超富裕層がいるのも事実です。

聖師様は、そのような勢力を「メソン」と呼び、彼らは「悪のお役」をしていると見抜いていました。

現実を見ればわかるように、国際NGO「オックスファム」によると、世界経済フォーラムの年次総会（ダボス会議）に集まるような、トップ1％の超富裕層が世界の富の48％を、残り99％が52％を保有していることが明らかになっています。

しかも、この52％のほとんどを19％の富裕層が持ち、残ったわずかを世界中の80％の人々が分かち合っているという現実……。その長者たちの20％は金融・保険分野、製薬・健康分野も目立っているそうです。

富を独占してきた超富裕層は、聖師様が言うように、みろくの世を開くための「悪のお役」をしてきたのかもしれませんが、もうそろそろそのお役も必要なくなってきているのではないでしょうか。

彼らに悪のお役を降りてもらって、世の立て直しをするには、一般の人々がこれまでのお金によるピラミッド型の支配構造が崩れるような仕組みを新たにつくればいいのです。

そのためには、できるだけ支配構造に依存しない生き方にチェンジすることで、それこそがソマチッドが喜ぶ生き方でしょう。

富を溜め込んで分配しない数％に対して、自分たちのお金がむやみに回収されないように、意識変革によって自分や家族の病気を治し、身体を蝕《むしば》む毒を遠ざけること。

そして、神人合一の意識を持つ人たち同士が助けあい、支えあう物心両面のネットワークを築いて、その輪を世界中に広げていくことが望まれます。

私が考える遠隔セラピーはそのための第一歩で、自分たちの健康を自分たちで取り戻しながら、その方法や製品を普及することによってお金も回していき、1％の人たちに富が集中するようないびつなピラミッド構造から、その富を人類全体で分かちあえるよう平らにするのが願いです。

そうなると、極端な貧困や不正、不平等がなくなって、そこそこ平和で健康的な社会が築かれるでしょうし、それがみろくの世の姿ではないかと思います。

そのための原動力は、誰の中にもある神の心、超意識、そこから発生する無条件の愛です。

見返りを求めない愛、人と和する愛、動物や植物、すべての自然物に感謝し、命を活かす愛、魂から発する祈りです。

そのような「無垢な心」から発せられる遠隔セラピーによって、不調や病気が改善し、心ある人たちが経済的にもある程度安定すること。そして、その人たちが共に愛と感謝と調和の思いを共鳴させながら、生命体としての地球全体に広げていきたい――それが私の最終的な願いであり、できる限りそのお役に立ちたいと思っています。

人の想いはプラスにもマイナスにも働く

超意識は、通常の自我意識とは違って、とても振動数の高いバイブレーションです。なので、遠隔による情報伝達を行うには、普段から意識の主人たる魂の声によく耳を澄ませておく必要があります。

「自分は何のために生まれてきたのか？」「何をしに地球に来たのか？」を自問自答し、再確認しながら、内なる神性のスイッチをオンにしておくことです。

そのために、例えば、宗教法人の大本などでは、「惟神霊幸倍坐世《かんながらたまちはえませ》」という祝詞《のりと》を機会あるごとに唱えています。

これは、「何事も神様の御心《みこころ》のままに、霊《みたま》の善《よ》くなるように」という意味で、最も短い神に対する祈りの言葉です。

また、「六根清浄」という言葉にも、心身を清め、内なる調和を促して神を迎え入れる同じような働きがあります。

こうした自己浄化の言葉は、言霊となって心身の浄化と調和を促し、内なる神性を開きやすくするのです。

私は、遠隔セラピーを行う上でもこうした無垢な心で行うことがとても大事であり、だからこそ、生命力の源であるソマチッドも活性化するのではないかと思っています。

では反対に、もし「邪悪な心」で遠隔をするとどうなるか？

実は、邪悪な想念であっても、それが増幅、強化されれば、相手に強いダメージを与えてしまうのです。

これが昔から密《ひそ》かに行われてきた呪詛《じゅそ》のゆえんであり、丑三《うしみ》つ時に五寸釘《くぎ》を藁人形《わらにんぎょう》に打ち付ける「丑の刻《こく》参り」は、その最もよく知られた方法です。

つまり、人の想いは、強く願えば願うほど、プラス（善）・マイナス（悪）どちらにも作用してしまうわけで、そのため「念力」と呼ばれているのです。

念力は、次のような段階を経て生まれます。

誰でも、何かある度に自分自身や相手に対する気持ち、感情、想念が生まれます。

好きとか嫌いとか、いろんな気持ちがありますが、どんな気持ちであっても、それをくり返し想い続けることで、「想念」というエネルギーを形成します。

この想念は、「あれを食べたい」とか「これを着たい」といったようにすぐに忘れ去る一過性の感情ではなくて、くり返し重ねられ、固定化した心のパターンです。

この想念が長期間続いて、より強化されたものが「確信」であり、さらに「信念」となります。

信念は、一心不乱に想い続けた結果形成されるとても強力なエネルギーで、これが念力となり、自分自身に対してだけではなく、物や相手に対しても無意識レベルで大きな影響を与えます。

この念力というエネルギーパワーを、病気を癒やすために用いるのが、遠隔セラピー、遠隔ヒーリングです。言い換えれば、氣の病をクリアにするための信念の力が、遠隔による癒やしをもたらすわけです。

邪悪な念は破壊的なエネルギーとなってわが身に還《かえ》ってくる

このとき、エネルギーを送る人も受け取る人も、どれだけ信念を持っているかがとても重要で、送り手は「〇〇さんは絶対に良くなる」と念じ、受ける側の人も「絶対に効果がある」と相手への信頼を持って受け取ることができれば、テラヘルツ波やソマチッドの相互作用によって一段と共鳴度が高まって、より治癒効果が高まります。

そこで、元気になっている相手の姿をイメージすることでより効力が増すわけで、セルフヒーリングの場合でも「必ず自分は良くなる」と信じてやれば実際に効果があるのです。

しかし、そこで反対に、不安や恐れなどの感情が少しでもあると、念力のパワーは一気にダウンします。

つまり、ゆらぎのない信念があってこそ、遠隔でも癒やし効果が期待できるわけで、これが、念波を癒やしや調和などの目的で善用する場合のメカニズムです。

ゆらぎのない信念は、無垢な心から生まれます。

無垢な心とは一点の穢《けが》れもない、ただただ相手のことだけを願う真っ白な心であり、無垢になれるかどうかは、相手に対してどれだけ自分のことのように親身になれるかどうかで決まります。

神人合一、超意識というのは、この純度100%の無垢な心のことです。

逆に言うと、100%不純な心、真っ黒な心であれば、それもマイナスの意味で効力を発揮することになります。

相手に対する恨みや憎しみだけが積もり積もった場合、その真っ黒な自分の念が相手に強烈なダメージを与えることがあり得るのです。丑三つ時の五寸釘が効くのは、それだけ恨み100%の邪悪な念が破壊的なエネルギーを放つ証拠でしょう。

ようするに、相手のことを一心不乱に想う、祈る力、この念力パワーは、善にも悪にも働くということです。

そして同時に、自分の放ったエネルギーは、すべて自分自身に跳ね返ってきます。

相手に対して、「病気が良くなりますように！」「元気になりますように！」と祈れば、それが相手に届いて「嬉《うれ》しさ」や「感謝」のエネルギーとして自分のハートに還ってきます（もちろん、本人の魂が「病気のままでいたい」「もう死にたい」と望んでいる場合は別ですが）。

それとは逆に、相手に対して、「絶対に死ぬまで許さない！」「不幸になれ！」などと祈れば、それが地球を一巡して、凶器のエネルギーとして自分の後頭部に突き刺すように還ってくる――これが宇宙の法則です。

この念力パワーの効力は、もちろん相手が人間だけに限りません。ソマチッド、微生物、植物、動物、地球生命、果ては宇宙にまで影響を及ぼします。

だからこそ、無垢な心、善の目的ために念力を用いなくてはいけないのです。

無垢な心は魂の望みを引き寄せて「宇宙カプセル」を解読する

無垢な心の働きは、念力パワーを発揮できることだけではありません。

私なりの表現で言うと、COU（宇宙の中心）のエネルギーと共鳴するため、その根源的なエネルギーを使って、魂の望みを叶《かな》えることもできるのです。

これは、遠隔セラピーが外に向かうエネルギーなのに対して、内に向かうエネルギー、つまり願いを具現化するためのエネルギーパワーです。

宇宙自体は常にゆらいでいて、ダイナミックに変動していますが、宇宙の中心はまったく動いておらず、不動のままで無限のエネルギーを放射しています。

この世のすべての存在は、この無条件の愛とも言える生み出す力、根源的なエネルギーによって生じ、創造と破壊の力によって循環しているわけですが、こうした力を自分の中に取り込むには、無垢な心で祈ることです。

なぜそう言えるかというと、そもそも私がこれまで発明してきた製品の数々は、どれも宇宙にある叡智《えいち》とアクセスすることによってもたらされているからです。

私が発明したエネルギーアイテムは多岐にわたっていて、化学物質や電磁波の害を除去したり、ゼロ磁場化したり、テラヘルツ波や自由電子を供給するものなどさまざまなものがありますが、これらの製品を発明したアイデアは、実のところ無垢な心の状態で「宇宙カプセル」を解読したものです。

私が見ている宇宙カプセルとは、広大な宇宙空間にエネルギー状の繭《まゆ》のような形をしたものが漂っていて、そのカプセルの中にいろんなアイデアが詰まっているのです。

私はそれを超意識状態でキャッチします。そして、カプセルを分解し、そこに記録されているアイデアを解読しながら三次元の世界に具現化していくわけです。

そこには、宇宙語のような、しかし言葉ではない、明らかなメッセージが記されています。なぜそれを自分が翻訳できるのかはわかりませんが、いつも共通しているのは、翻訳し、具現化するときには、必ず静かな場所で一人きりになって鎮魂帰神法を行うことです。

このとき、まったく周りの音が聞こえない意識状態に入ります。少しでも音が聞こえている状態だとダメです。おそらく、このとき、私の意識が主人である魂の中に完全に入っていて、宇宙の中心と一体化しているのでしょう。

こう言うと、それはアカシックレコードや集合的無意識にアクセスしているのではないか？　と思われる方もいるかもしれませんが、そうではありません。

アカシックレコードであれば、例えば、エジソンの意識にアクセスしてエジソンが発明したアイデアを取ることになりますが、それだとその時代を超えるものは出てきません。

私がキャッチしている繭状の宇宙カプセルに刻まれているのは、過去にあった情報やアイデアを超えたもので、過去の人類史の集大成であるアカシックレコードよりも遥《はる》かに膨大で、静寂に包まれた根源的な創造の場（虚空）からもたらされているようです。

それが何なのかは断言できませんが、今のところは、頭での理解を遥かに超えた、魂そのものが共鳴する「宇宙の叡智」としか言いようがありません。

エジソンと同時代に生きたニコラ・テスラも、おそらくそのような宇宙カプセルを解読していたのではないかと思いますが、私の場合は、２００６年の誕生日を境にそのような体験をするようになりました。

龍人たちよ、豊かな心を持ち、一隅を照らす光となれ！

今は新たな水瓶座時代に入っているので、脳の根底にある龍神脳（意識）と魂を共鳴・

同調させて一体化できれば、誰でも宇宙カプセルをキャッチできるようになるのではないでしょうか。

ただし、物質的に恵まれ過ぎていたり、欲が絡むとキャッチしにくく、キャッチしたとしても正しい解読ができないようで、心身共にハングリーな状態の方がうまくいきます。ハングリーさがあると、意識が魂の声に耳を澄ませやすくなるからで、その結果、「何としても、世のため人のために自分ができることをなそう」という高次の欲求が生まれやすく、それだけ意識が今、ここに100％集中できるのです。

これはおそらく、遠隔で意識を送るときにも同じで、言い換えれば、金銭や物質の多寡にかかわらず、心が清貧であることが大事だということです。

清貧というのは、いつも腹八分目で、ハングリーさを失わない、足るを知る人。言い換えればそれだけ心が豊かである、ということです。

一方、もっともっとと望む人は、心が貧しい。我欲が絡んでしまうので、それだけ魂とのつながりが弱まります。

ですから、豊かな心、愛の心で相手のことを思って一心不乱に念じた念力であれば、高次の念波、すなわち光のエネルギーとなって遠隔でも届き、相手を100％活かすと同時に、自分も相手も共に魂が喜び、輝き始めるはずです。

自ら光を放つと、受け取った方も温かく感じ、そこに信頼関係が生まれます。信頼はその温かな想いをさらに増幅するので、結果として物心両面における恵みを双方にもたらしてくれるからです。

互いに奪い合い、相手を押しのける競争関係ではなく、遠隔で愛を送りあうことによって、互いに支えあい、相和す関係が生まれるのです。

その意味で、遠隔セラピーは、たとえ世の中や本人が暗闇の状態に陥っていたとしても、必ずや一隅を照らす光となり得るのです。

ただし、仮に奇跡的な癒やしがもたらされたとしても、くれぐれも慢心は禁物です。欲が出たり、意識が低くなると、念力パワーは必ず落ちます。

「自分が治してやる」「これが私の力だ!」などというエゴや、人から賞賛されたいという我欲が出てきたり、これで儲《もう》けてやろうなどと思って高額な料金を取るようになったら、そのとたんパワーが落ちるのは、まさに意識が堕落した結果です。

その点、目崎さんたちは、純粋無垢な気持ちで、かつ正当なやり方で広げられています。利益目的ではなく、遠隔セラピーができる人が増えることで、生きがいのある仕事と経済的な自立との両立が可能となり、ひいては社会全体に光を届けることが目的でもあることから、この度、社団法人として発足されたそうです。

こうした取り組みが広がれば、自分や家族、周囲の人たちの健康が自分たちで確保できるので、医療費の削減につながるとともに、従来型の支配構造からも少しずつ距離を置けるようになるでしょう。

遠隔セラピー発信基地・新潟県人の気質とは？

ところで、目崎さんたちの活動の拠点は新潟ですが、そもそもなぜ彼の地から遠隔セラピーが始まったのでしょうか？

私は、この「新潟」という場所にも意味があると思っています。

私が講師として新潟に招かれて、その帰り路《みち》、ちょっとした嬉しい出来事がありました。

サービスエリアに入って休憩していたら、隣にいた見ず知らずの人から、「良かったら、これを食べてください」とふと差し出されたものを見たら、私の大好物の菊のおひたしだったのです。

新潟では昔から菊を食べる習慣があり、食用菊は秋を代表する味覚として親しまれているソウルフードだそうで、私は昔いただいたときの味が忘れられず、思いがけない形でその場で食することができました。

それから何度か新潟を訪れたのですが、新潟県人は魂がきれいな方が多いように感じ、すぐに新潟のファンになりました。

目崎さんによると、新潟県人の魂の中には上杉謙信《うえすぎけんしん》のエネルギーが入っているそうです。また、もともと戦争に反対していた山本五十六も代表的な新潟県人だそうで、その話を聞いたときに、私は「やっぱり！」と納得できました。

なぜなら、上杉謙信は、義の人だからです。最後まで義の精神を重んじた戦国武将と知られる謙信は、自分自身を「毘沙門天《びしゃもんてん》」の生まれ変わりだと称し、人の道理と義理、人情に厚い人物だったそうです。

多くの人が損得勘定で動くのに対して、新潟県人は義を重んじるがゆえに、損得勘定を超えて動く人が多いのも頷《うなず》けます。

「なせばなる、なさねばならぬ、なにごとも　ならぬは人のなさぬなりけり」の名言で知られている、上杉鷹山《ようざん》もしかり。

上杉謙信から10代目にあたる鷹山は、10歳のときに米沢藩主上杉重定《しげさだ》の養子となり、米沢藩の窮地を立て直した器の大きな敏腕政治家として、今なお山形県米沢市民の心に深く息づいています。

新潟県人の中にはそのような無垢な気質があるのです。

しかも、遠隔療法講座が開かれているのは、宇宙のコスモドラゴンが舞い降りた「高龍《こうりゅう》（降龍）神社」がある長岡市が中心です。

だからこそ、遠隔セラピーという新たな旋風を巻き起こす拠点になっているのかもしれません。

Part 4

エネルギーパワーを高める遠隔セラピーのエッセンス

——利他愛で宇宙無限のエネルギーを取り入れる!

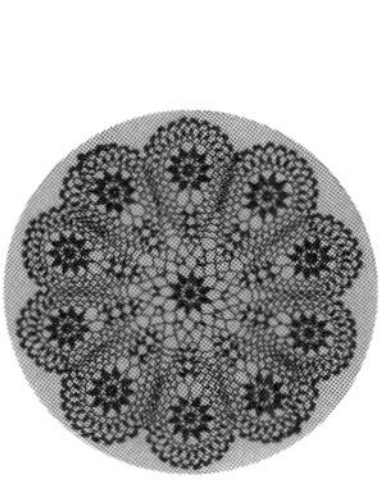

目崎正一

あなたの潜在意識は「答え」を知っている！

このPartでは、私どもが行っている遠隔セラピーのポイントとなるテクニックをいくつかご紹介したいと思います。

これらは、遠隔セラピーをする・しないにかかわらず、ご自身のエネルギーパワーを高め、有効に使うためにとても役立つものです。

初心者の方でも簡単にできるものや、理解しやすい方法だけをご紹介していきますので、ぜひ試してみてください。

まずは、これまで何度か出てきたフーチやキネシオロジーといった筋（肉）反射テストのやり方です。

筋反射テストとは、潜在意識を介して筋肉に表れる反射を利用して、身体《からだ》の異常部位を発見したり、治療法や予後までを探索、確認する方法で、基本的にはサポートする人と被験者の二人で行います。

人間の身体は、何らかのストレスを感じると筋肉に力が入らなくなることから、特定の刺激や情報を与えることで起きる筋肉の反射作用によって、ストレスのかかり具合が推測できます。

例えば、対象となるものが本人（被験者）の生命力にダメージを与えるものかどうか、それはどの程度か、反対に、生命力を高めるものかどうか、それはどの程度のパワーか、なども確かめられます。

腕を使った筋反射テストのやり方は、次の通りです。

①被験者は、利き手を水平に伸ばします。

②この状態で、サポーターが、被験者の腕を一定の力（同じ力）で下に押していきます。

③被験者は、一定の力で水平に保ちます。このとき、腕を保持する強さの程度が、テストの「イエス」「ノー」の判断基準となります。

④例えば、被験者が女性であれば、自分で「私は女性です」と声に出してみて、サポーターが被験者の腕を押したときに、被験者の腕が同じ力で水平の状態を保っているとしたら、答えは「イエス」。

「私は男性です」と言って、サポーターが腕を押したら、被験者の腕が下に下がれば、答えは「ノー」ということになります。

このように、本人の潜在意識は答えを知っていて、その微細な生命エネルギーの反応を筋肉がキャッチして増幅することで、問いに対する答えが「イエス」か、あるいは「ノー」かを、腕の力の入り具合によって確認できるのです。

フーチやキネシオロジー、ダウジングなども、基本的にこの原理に基づいています。

私どもが使っているのは、この腕を使った筋反射テストとフーチですが、フーチはペンジュラムとも呼ばれ、ダウジングをする際に用いられる振り子のことで、これは一人でできる筋反射テストです。

ダウジングとは、振り子やロッドと呼ばれる金具を使って、地下水脈などの科学的な方法では検知できない微細なエネルギーを検知する方法で、ヨーロッパなどでは伝統的に用いられてきた長い歴史があります。

日本ダウザー協会会長の堤裕司氏は、ダウジングの振り子の原理について次のように述べています。

振り子は超自然的な力で動くものではなく、あくまで腕の筋肉により動くものである。

ただしそれは作為的な力によるものではなく、水や鉱物が持つ固有のエネルギーを潜在意識が感知して、それが潜在意識を経由せずに腕の筋肉に伝わり、振り子の動きとして増幅されるというメカニズムである。

これが、潜在意識が知っている答えをフーチ（振り子）によって引き出せる理由だと考えられます。

また、習熟すれば、この世の事柄だけでなく、高次元の意識体ともつながって、さまざまな情報を得ることもできると言われています。

量子波と共鳴する人間の想念——肯定的な意識で器具を使おう

私どもの初級コースでは、まず筋反射テストで身体に良いものと悪いものを判断することから実習していただきます。

例えば、携帯電話を指差して、腕が下がるかどうかを確認してみる。

すると、それだけで腕が下がることから、身体に良くないことがわかります（携帯電話に電磁波防止のシールなどが貼《は》ってあると腕は下がりません)。

また、秋のキノコのシーズンなどに、食べられる安全なキノコと毒キノコの分別ができたり、飲み水の善《よ》し・悪《あ》しなども確認できます。

筋反射テストで「良い・悪い」が確認できるようになったら、次にフーチを使って食品や身体のいろんな部位のエネルギーを調べます。

食品はエネルギーレベルが小さいため、単位がキロワットではなく、マイクロワットで記載します。

次に、肩、腰、膝《ひざ》などの身体の痛い部位、また悪いところや弱っているところを筋反射テストで確認します。特に、頭、眼、心臓、肺、脾臓《ひぞう》、腎臓《じんぞう》、肝臓、膵臓《すいぞう》、胃腸などをチェックします。

本人の自覚があるところは必ず力が入らず、自覚はなくても弱っているところも力の加減でわかることがあります。

ただし、これは「医学的な診断」ではなく、あくまで微細な生命エネルギーの強弱を見ているので、ペアを組む相手には、「力が強いですね」とか「少し力が入っていませんね」などと伝えるようにします。

次に、私どもで使用しているプラナヒーターを使って、その前後の変化を確認します。

まず筋反射テストで、痛いところや弱っているところを見つけたら、フーチでどのくらい悪いかをオリジナルの健康測定盤を使って調べます。

その数値を体験シートに書き込んで、プラナヒーターのパッドから放たれるテラヘルツ量子波を全身に浴びます。そして施術後に、もう一度フーチでチェックをして、どのくらい変化があったかを確認してみます。

テラヘルツ量子波と、本人が持つ生命エネルギーが共振共鳴すると、1＋1＝2ではなく、数倍～数百倍にもパワーアップすると考えられます。

ここでのポイントは、前述したように、本人の想念、意識が影響するということです。

量子波は意識と相互作用するため、「こんなものが効果があるとは信じられない」と否定的な意識で臨むのか、それとも、「これで良くなる」と肯定的な意識で器具を使用するかによって、共鳴度が違ってくるのです。

利他愛で取り入れた宇宙エネルギーを相手に放射する

この点を踏まえ、遠隔セラピーを行う場合にも、セラピストの意識、想念に重点を置きながら練習を重ねていきます。

遠隔セラピーは、施術者の想念（利他愛）で取り入れた宇宙無限のエネルギーを放射して、依頼者のエネルギーパワーの過不足や乱れを修正する手助けをするものです。

それによって、依頼者の自然治癒力が高まって元の健康な状態を取り戻したり、場合によってはそれ以上にエネルギーが向上することもあり、その生命エネルギーは巡り巡って施術者に返ってきます。

練習では、自分のエネルギーパワーを調べたり、相手（依頼者）の不調があるところのエネルギーパワーをフーチで調べ、それがどのくらいパワーがあれば改善するかを確認します。

それができるようになったら、実際に依頼者に対して遠隔セラピーの施術を試みます。

基本的な手順は次の通りです。

①施術者（セラピスト）は、フーチによって依頼者のエネルギー状態を測定します。依頼者の住所・氏名だけでも施術はできますが、なるたけ情報が多い方がイメージしやすいので、写真などがあるとベターです。

②施術者の想念で取り入れた宇宙無限の氣エネルギー（無条件の愛）を依頼者に送ります。氣エネルギーは瞬時に到達するので、イメージの中で最も良い状態を作り上げていき、例えば、「〇〇さんの痛みを治したまえ」などと唱えながら、そのイメージがはっきりとした状態で施術者の意識の中で固定します。

つまり、依頼者が元気になった姿をイメージしながら、それを促してくれる宇宙エネルギーの媒体になることが施術者の役割です。

遠隔エネルギーを送るのは、毎日、朝と晩、それぞれ20～30分程度が基本です。

③施術者は、依頼者のエネルギーがどのように変化したのか、あるいは変化しなかったのかをフーチで測定して確認することができます。依頼者のエネルギーの変化は、すぐ

に感じる人と、その場では何も感じないで後になってから気づく人などがあり、感じ方には個人差があります。

④遠隔での施術をどのくらいの回数、期間やればいいかは、ケースバイケースなので、その都度、フーチを使って確認します。

遠隔でエネルギーを送るときに、言霊《ことたま》や音霊《おとたま》などを使うとさらにパワーアップし、対象となる人物や場所、物などに対してレーザービームのようにピンポイントで集中して送ることができます。

唱える言霊としては、

「〇〇に住む〇〇さんの免疫力を高め　自然治癒力を高め　〇〇（病名など）を治したまえ」です。

さらに、私どものこれまでの経験によって、ソマチッドが多量に含まれるサプリメントやプラナヒーター、シリウスボールなどと併用することによって、その効果が倍増することも確認できています。

他人に依存せず、自分の技術としてこの遠隔セラピーを身につけることで、「もし病気になったらどうしよう……」などと心配することもなくなり、「大事なあの人のために何かしてあげたい」という気持ちを実際に行為に移して、大切な人へのケアに役立てることができます。

遠隔セラピーを行う上で最も大事なのは、利他愛であり、利他愛の実践の一つの形が遠隔による癒やしです。

利他愛とは、相手のことを「知る」「わかる」「認める」「許す」「求めない」の5つに集約できるのではないかと思います。

亡くなった人の感謝のエネルギーも自分に返ってくる

次に、遠隔セラピーを行うに当たっての注意事項について触れておきます。

それは、どんな人にも寿命があるので、その場合は、当然ながら遠隔セラピーでもどうすることもできないということです。

どんな人でも必ずいつか死が訪れます。それは本人の魂が決めていることかもしれませんが、寿命はいわば運命です。

したがって、依頼される人が寿命を迎えようとしている場合は、いくら遠隔でエネルギーを送ったとしても、結果的には亡くなってしまいます。

ですから、特に依頼者が重篤であったり、ご高齢である場合などは、遠隔セラピーを行う前にこのことを依頼者に伝えておくことも大事です。

とはいえ、縁があって依頼を受けて遠隔セラピーをやることになって、結果的にその人が亡くなったとしても、その魂は喜んでいます。

これはこれまでの経験でわかったのですが、亡くなった人の喜びや感謝のエネルギーが施術者に届けられて共振することで、施術者自身がよりパワーアップしていくのです。

それともう一つ大事なポイントは、本気で「フーチー遠隔療法士」を目指す方は、霊についての理解を深め、浄霊ができるエネルギーパワーを身につける必要がある、ということです。

言い換えれば、エネルギーパワーが低い人が、安易な気持ちで除霊や浄霊をしようとすると、反対に霊に惑わされてしまうので、十分注意する必要があるということです。

ですから、遠隔セラピーの講座では、本気で遠隔セラピーを習得したいと思っている方のために、浄霊の方法や浄霊に必要な想念パワーなどについても詳しくお教えするようにしています。

霊にも意思があるので、決して疎《おろそ》かにしてはいけない――これは私自身も体験している大事な注意点です。

いずれにしても、遠隔セラピーを行う上で最も大事なことは、施術者自身のエネルギーパワーと意識レベルです。

施術者自身のエネルギーパワーを高めるには、よりパワーが高い人から受け取るか、遠隔セラピーを数多く実践する中で、エネルギー循環の法則によって、病が改善した依頼者からの感謝や喜びのエネルギーを受け取ることによって、よりパワーアップしていきます。

そして、意識レベルが高ければ高いほど、想念も我欲（エゴ）から離れた清らかなものとなり、宇宙エネルギーと共振共鳴しやすくなります。

そこで、私どもが参考にしているのは、デヴィッド・R・ホーキンズ著『パワーか、フォースか』（三五館）で紹介されている「意識レベルのマップ」です（次ページの図表）。

これは、著者のホーキンズ博士がキネシオロジー（筋反射テスト）を利用して人間の意識レベルを1～1000で表したものです。

意識レベルのマップ

神の視点	人生の視点	レベル	ログ	感情	プロセス
SELFE（大いなる自己）	完全	悟り	700〜1000	表現不可能	純粋な意識
存在するすべて	完全	平和	600	至福	啓蒙
ひとつに統合	完成	喜び	540	静穏	（神）変身
愛のある	恩恵	愛	500	崇敬	啓示
賢い	意義	理性	400	理解	抽象
慈悲深い	円満	受容	350	許し	超越
霊感を与える	希望	意欲	310	楽天的	意図
機能を与える	満足	中立	250	信頼	開放
許認	実行可能	勇気	200	肯定	能力
無関心	要求	プライド	175	嘲笑	得意
失念	敵対	怒り	150	憎しみ	攻撃
否定	失望	欲望	125	切望	奴隷状態
刑罰	怯える	恐怖	100	心配	引っ込み
軽蔑	悲劇	深い悲しみ	75	公開	落胆
非難	絶望	無感動	50	絶望的	放棄
復讐心	悪	罪悪感	30	非難	破壊
嫌悪	悲劇	恥	20	屈辱	排除

出典 『パワーか、フォースか』デヴィッド・R・ホーキンズ著 エハン・テラヴィ&愛知ソニア訳 三五館

これを見ると、一般的な人の意識レベルはだいたい20〜200前後で、よりレベルが高いほどパワーも高くなっていることがわかります。

我欲の強い人は意識レベルが200以下、世のため人のためになりたいと願っている人は200以上で、200以上の人は全人類の15％ほどしかいないそうです。

というわけで、200以上の意識レベルになれるように心がけることがフーチー遠隔療法士（遠隔セラピスト）としての努力目標となります。

そのために大事なことを以下に列記したので、ぜひご参照ください。

・人生の反省（総懺悔《そうざんげ》）をして心の曇りを取り除く。

↓心から反省すると、身体が軽くなったり、気持ちが晴れ晴れするのは光エネルギーに満たされるから。

・日々明るく、楽しく、前向きに、ポジティブな想《おも》いを持って生きる。

↓「嬉しい」「楽しい」を口癖にイキイキ・ワクワク生きる。

・感謝の想いを持って生きる。

↓「ありがとう！」の感謝の想いは光エネルギーになる。

・生活環境を良くする。
↓明るい人たちのいる場所を選んで生活する。
・自分の本性が生命であることを意識して生きる。
↓物質文明に偏ると病気が増える。
・人生の思索をする。
↓「何のために生きるのか?」と自問自答する。
・金銭や物に執着をしないようにする。
↓神、生命、心、愛などに意識を向ける。
・腹式呼吸や適度な運動、熟睡するなどしてエネルギーを多く体内に取り込む。
↓ソマチッドを活性化する。
・何事も適量、適度、中庸、中道の生活をする。
↓エネルギーはバランスが取れたときに一番高まる。

宇宙のコスモドラゴンが降り立った場で開かれる1泊2日の合宿

ここで、参考までに、櫻井先生をお招きしたときの「第8回フーチー遠隔療法講座」の様子を少しだけご紹介しておきたいと思います。

遠隔セラピーの講座は、隔月で、少人数制（6～10人程度）で行っており、このときもいつものように長岡市にある温泉での1泊2日の合宿に参加するために全国各地から受講生が集《つど》い、櫻井先生による講演と夕食会を楽しみました。

合宿をする温泉宿のすぐ近くには、白蛇（龍神）が祀《まつ》られている高龍神社があります。龍神使いの櫻井先生によると、ここは宇宙の中心から放たれたコスモドラゴンが降臨した場所、つまり「降龍神社」であって、非常に強いパワースポットだそうです。

それもあって、櫻井先生曰《のたま》わく、「この地から遠隔セラピーを発信し続けることが大事」とのことで、私もそう言われて納得できました。

実際に、2日間の講座に参加するだけでもエネルギーパワーが上がりやすくなり、会場に入るだけで身体がポカポカと温かくなる人もいるからです。

とりわけ、この日の講義は、参加者の皆さんの「学びたい」の熱意が非常に強いものがあり、夕食後、部屋に入ってからも質疑応答の形で深夜まで続きました。

櫻井先生を囲んだ夕食会でも、講演会では聞くことができなかった先生の個人的な話や五色健康法などの詳しい話を伺うことができ、参加者一同大きな学びになりました。

以下は、そのときの講座の参加者の感想です。


【遠隔セラピーの講座を受講した人たちのアンケートより】

◎長野県・60代女性　初めて参加
職業：主婦　今回の講座に参加して：良かった。

フーチを振って遠隔を送ることもできるのかどうか、少しずつですがわかってきたと思います。

先生方の説明がわかりやすく良かったと思います。いろいろな方とお知り合いになりまして良かったと思います。自分に取って未知の世界を知ることになりまして、これからも希望を持てます。

◎長野県・50代女性　初めて参加
職業：主婦　今回の講座に参加して：良かった。

私はいろいろ裏切られてきているのでそこが心配でした。でも佐藤善信先生のフォローがとても良かったので今回は来て良かったと思います。事細かな指導をしていただいて本当にわかりやすかったです。

櫻井先生の授業も意味がよくわかって、私の心の中のマイナスイメージが自分でチェンジしなければ一歩前には進めないんだなと言うことも感じました。そして、〇〇さんのような人もいるのだなと世の中にはいろいろな世界が見えたり感じたりできる人がいるんだと感じました。私もそんな人になりたいです。

◎長野県・70代女性　初めて参加

職業：主婦　今回の講座に参加して：非常に良かった。

私が元気にしていただいた目崎先生の遠隔セラピーを学びたいと思いましたが、自分の運転ではとても無理です。今回乗せてきていただきました。初めての出席で櫻井先生にお会いできたことを幸せに思います。

私は末期だった肉体を目崎先生の遠隔でヒーリングしていただきました。フーチ遠隔療法を知りたくて参加させていただきました。今回学ばせていただいた資料で勉強し、またこういう機会に参加させてください。いつも笑顔で感謝の心で日々過ごしていきたいと思います。

◎新潟県・60代女性
今回の講座に参加して…非常に良かった。

フーチの使い方もよくわかりました。前の資料もきちんと保管する必要性を知りました。自分の遠隔で効果があるようになるとは思わなかったが、講座が進むにつれてやってみよう、頑張ろうという気持ちに変化が出てきたことが嬉しい。

◎新潟県・60代　女性　初めて参加
今回の講座に参加して…良かった。

どのような結果であれ、まずはやってみる。これがすべてのスタートだと思い、来ました。自分が得たいことは実践と行動です。得たい結果はありました。自分がこの場所に来たこと。同級生ができたことです。

頭で「わかった」ということと〝自分ができる〟ことの落差が、いかに大きいかがイヤというほどわかりました。毎日が勉強で、毎日が実践で毎日が好《よ》き日と思える日を少しでも増やしたいと思っています。人さまのためにということがニガ手なタイプ（割合人間嫌い）の自分が〝人さまのために〟それも〝させていただく〟という心を持って向き合うこと、自分の生き方を変えていくスタートの場と思っています。「おかげさま」という気持ちの交換をたくさんしたいと思っています。

◎愛知県・50代男性　初めて参加
職業：自営業
最初はフーチが「はい」「いいえ」が動かなく、健康測定盤でやっと15分くらいしたら動くようになりました。しかし、いよいよ本番になって動きが悪くなりました。まさか動画視聴（インターネット）していたことが本当になることを知って素晴らしい体験して感謝しています。本当にありがとうございました。

◎神奈川県・40代女性　初めて参加
職業：鍼灸師《しんきゅうし》　今回の講座に参加して：非常に良かった。

今回の遠隔講座を通して、全体的に〈自分が宇宙根源と一体になる〉気づきを与えてくださいましてありがとうございました。〝遠隔で氣を送る〟勉強をさせていただき、遠隔＝共振共鳴であり、愛と感謝に意識を変えることの大切さをあらためて、再認識させていただきました。〝光〟＝振動の話、〝宇宙観〟の生き方の話も印象的でした。１日目の講座で、皆がパワーアップするように、目崎先生に氣を送っていただいたとき、会場全体の空間が透きとおり、場がキラキラ輝いていたことに驚きを感じたと同時に、遠隔のすごさを感じました。ご指導いただき、ありがとうございました。

◎長野県・70代男性　再受講
職業：農業　今回の講座に参加して：良かった。
再受講で疑問点、わからなかった点などが理解できました。前回の受講生と再会できたこと、新しい遠隔の内容もあり勉強になりました。櫻井先生の講演も別の見方よりのアプローチで参考になりました。

◎長野県・60代女性　再受講

今回の講座に参加して：非常に良かった。

しばらくの間フーチを（たまには思い出し、してはいたのですが）お休みしていましたが、急に思い出しまた参加してみたいなと思い来ました。以前とは少し良い意味で雰囲気が違っていました。また初心に戻り、してみたいなと思いました。

今回の講座は居心地がとても良かったような気がしました。櫻井先生のお話など新発見のこともあり、とても勉強になりました。

◎徳島県・20代　男性　再受講
職業：柔道整復師　今回の講座に参加して：非常に良かった。

櫻井先生の五色健康法の話を聞けたのは新しい物の見方ができるようになりました。櫻井先生の魂の話を聞いてみたかった。

ニュースキャンや波動測定器など今まで自分の知らなかった分野を知ることができたのが良かった。

◎愛知県・70代男性　再受講

職業：波動測定師　今回の講座に参加して：非常に良かった。

友人の〇〇君と一緒に参加するにあたり少し心配がありました。本人が大変喜んで参加してくれました。期待以上の講座でありがとうございました。

櫻井先生にお会いできたことも大変良かった。参加するたびに気づきが多くあり、ありがたく愛知に持ち帰り多くの人に伝えます。

Part 5

肉体と魂を浄化する とっておきの 櫻井式ヒーリング

――すべてを受け入れ、許し、感謝する！

櫻井喜美夫

潜在意識の歪《ゆが》みを正す「五色健康法」

直接であれ遠隔であれ、ヒーリングをより効果的に行うためには、第一に施術者たるヒーラーが、心身共に健康であることが重要です。

健康であればソマチッドが活性化していて、他のソマチッドとも共振共鳴しやすく、それだけ相手のソマチッドの活性化を促しやすいからです。

実際、若々しくイキイキしている人は、ソマチッドが多く、まるで喜んでいるように見えます。

もちろん、遠隔セラピーをする・しないにかかわらず、ソマチッドがフルに活性化していればその人自身がパワースポット化するため、いながらにしてその場をイヤシロチ化できるでしょう。

ソマチッドを増やす方法は、たくさんあります。

そこでこのパートでは、私（櫻井）がおすすめしているソマチッドを活性化するための健康法をいくつかご紹介したいと思います。

まずは、健康な心身を維持するために、ネガティブな心のクセを改善する方法です。

潜在意識や身体《からだ》の細胞にネガティブなエネルギーを溜め込んでいると、ソマチッドは眠った状態、あるいは体外に移動すると考えられるので、偏った考え方を改め、否定的な感情を解放することが大事で、できるだけ無垢《むく》な状態を保つことがソマチッドにとってもより望ましい環境づくりにつながります。

そこでおすすめしたいのは、無意識の心のクセを取り除く「五色健康法」です。

これは私が名付けたセルフヒーリング技法で、もちろん、他の人にも応用できます。

五色とは、「木《もく》、火《か》、土《ど》、金《ごん》、水《すい》」で、これは自然界の要素を5つに色分けした陰陽五《いんようご》行《ぎょう》の考え方です。

この5つの要素のバランス・調和が取れていてこそ、人も健康でいられ、この中にアンバランスな要素があれば、それを意識的に改善すれば良いのです。実際にこの方法によって、中医学でも解決できなかった症状などが数多く治癒しています。

もちろん、どんな人でも多かれ少なかれトラウマやネガティブな感情を抱えていて、それが内臓にマイナスの影響を与えています。

なぜかというと、そうした潜在意識の歪みは、内臓固有の周波数と引き合うからです。

図表にあるように、５つの色の周波数と５つの臓器の周波数は対応しており、各臓器とネガティブな感情はそれぞれ次のような関係になっています。

木は青色、肝臓、胆嚢と対応していて、怒りや敵意の感情が溜まりやすい。

火は赤色、心臓、小腸と対応していて、恨みや憎しみの感情が溜まりやすい。

土は黄色、脾臓《ひぞう》、膵臓と対応していて、心配や失望感が溜まりやすい。

金は白色、肺、大腸と対応していて、悲しみや後悔の気持ちが溜まりやすい。

水は黒色、腎臓《じんぞう》、膀胱と対応していて、不安や恐怖感が溜まりやすい。

また、木に属する肝臓と胆嚢《たんのう》は目、火に属する心臓と小腸は舌、土に属する脾臓と胃、膵臓《すいぞう》は口、金に属する肺と大腸は鼻、水に属する腎臓と膀胱《ぼうこう》は耳と対応しています（次ページの図表参照）

これは、私たちの感情や心のクセが、ホルモンや血流、リンパの流れや気の乱れを招き、その結果、それぞれ対応する内臓にエネルギー的なブロックとなって刷り込まれるからです。

つまり、無意識下に刷り込まれたネガティブな感情や思考の偏り（＝心のクセ）が、内臓機能や免疫力を低下させ、その結果、不調や病気を招いたり、対人関係においてもいろ

五臓六腑対応表

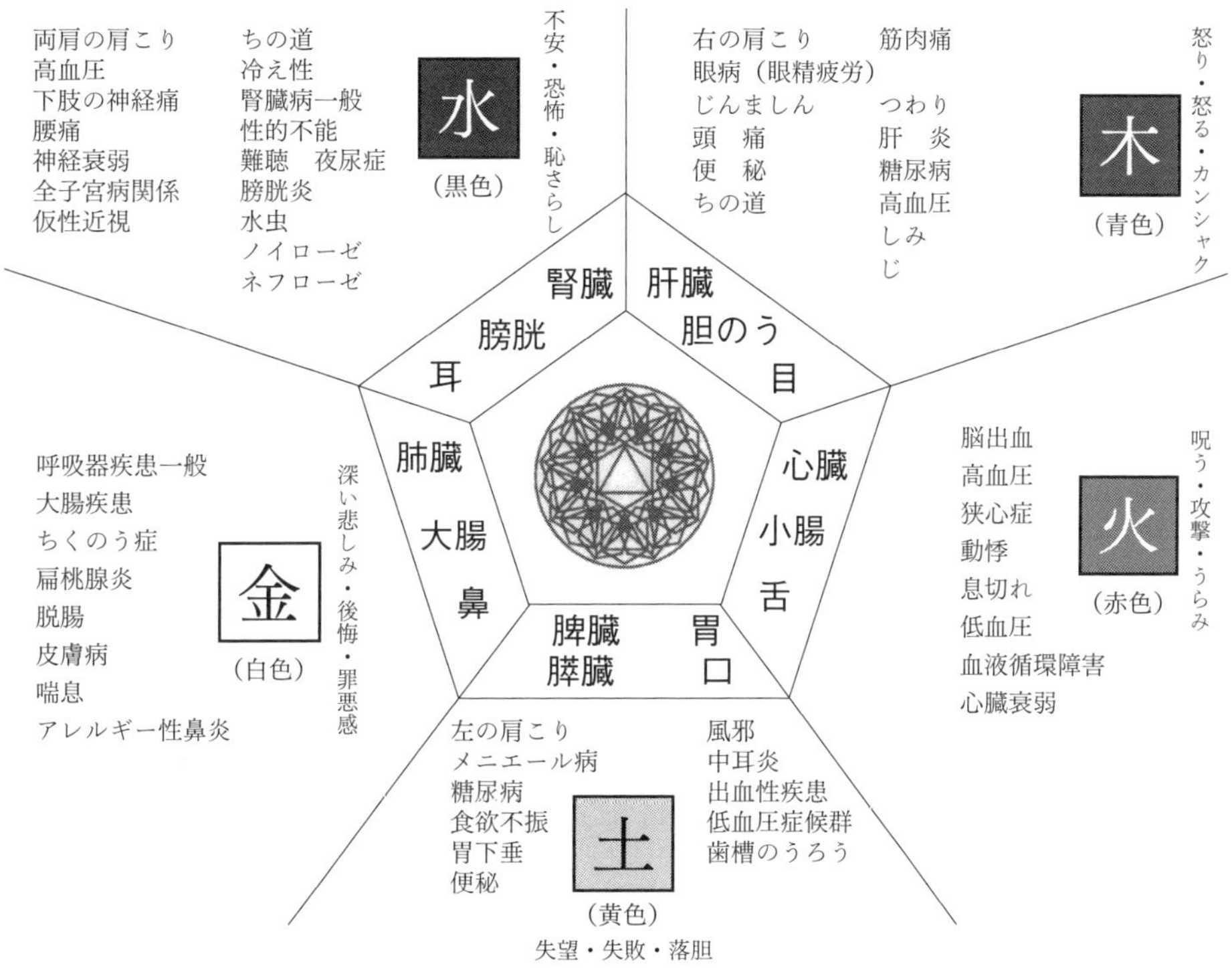

両肩の肩こり
高血圧
下肢の神経痛
腰痛
神経衰弱
全子宮病関係
仮性近視
ちの道
冷え性
腎臓病一般
性的不能
難聴　夜尿症
膀胱炎
水虫
ノイローゼ
ネフローゼ
水
(黒色)
不安・恐怖・恥さらし
右の肩こり
眼病（眼精疲労）
じんましん
頭　痛
便　秘
ちの道
筋肉痛
つわり
肝　炎
糖尿病
高血圧
しみ
じ
木
(青色)
怒り・怒る・カンシャク
腎臓
膀胱
耳
肝臓
胆のう
目
心臓
小腸
舌
脾臓
膵臓
胃
口
肺臓
大腸
鼻
脳出血
高血圧
狭心症
動悸
息切れ
低血圧
血液循環障害
心臓衰弱
火
(赤色)
呪う・攻撃・うらみ
呼吸器疾患一般
大腸疾患
ちくのう症
扁桃腺炎
脱腸
皮膚病
喘息
アレルギー性鼻炎
金
(白色)
深い悲しみ・後悔・罪悪感
左の肩こり
メニエール病
糖尿病
食欲不振
胃下垂
便秘
風邪
中耳炎
出血性疾患
低血圧症候群
歯槽のうろう
土
(黄色)
失望・失敗・落胆

んなトラブルに見舞われやすくなるのです。

例えば、糖尿病の人で多いのは、脾臓に失望感や寂しさを溜め込んでいるパターンで、その無意識の感情を埋めようとして甘い物をたくさん摂るようになります。

でもそれは、砂糖で脳を麻痺《まひ》させているだけで、根本的な解決にはならず、甘味に依存しているだけのことです。

そこで、自分の中にある失望感や寂しさを自覚して、理解者や友達と時間を共有したりして晴れない気持ちを水に流し、嬉《うれ》しさに変えていくことで、プラスに転じられるのです。

このように、脾臓に何か問題がある場合、黄色に反応が出ます。

ですので、心身共に健康であるためには、まず無意識に溜め込んでいる感情や心のクセに気づいて、しっかりと自分でコントロールしていく必要があります。

この点を踏まえて、フーチやダウジングなどの筋（肉）反射テストを使って、自分はどの要素＝色に問題があるかを見極めた上で、その心のクセを言葉によるメタファー（151ページの図表）を使って解放していくのが「五色健康法」です。

ここでいうメタファーとは、各要素のマイナスイメージに気づいて、それをプラスに変えていくための暗示的な比喩《ひゆ》で、言うなれば言葉の「中和剤」です。

該当するメタファー（隠喩《いんゆ》）を毎日10回以上唱えることによって、人間性が変化し、バランスがはかられます。やり方は次の通りです。

①まず、O－リングやフーチなどの筋（肉）反射テストで、自分がどの色にマイナスに反応するかを見極めます。

②その反応のあった臓器がある場所に手を当てて、筋（肉）反射で確認します。

③次に、151ページの図表を参照しながら、対応する色のメタファーを声に出して唱えます。

これを何回かくり返すことによって、感情のホルモン作用によって内臓への負担が軽減され、トラウマが癒やせたり、ある程度心のクセが改善されます。心身の不調や病気は、ほとんどネガティブな思いや感情から発生しているため、それらを解放してあげればいいのです。

この五色健康法は、自分の中のネガティブなパターンに気づいてそれを解除するためのカラーセラピーで、感情のデトックスをすることは、天国の意識をこの世に降ろすことに

五色判別表

（心の色の変化によりその人の性格および病気の原因を知ることができます）

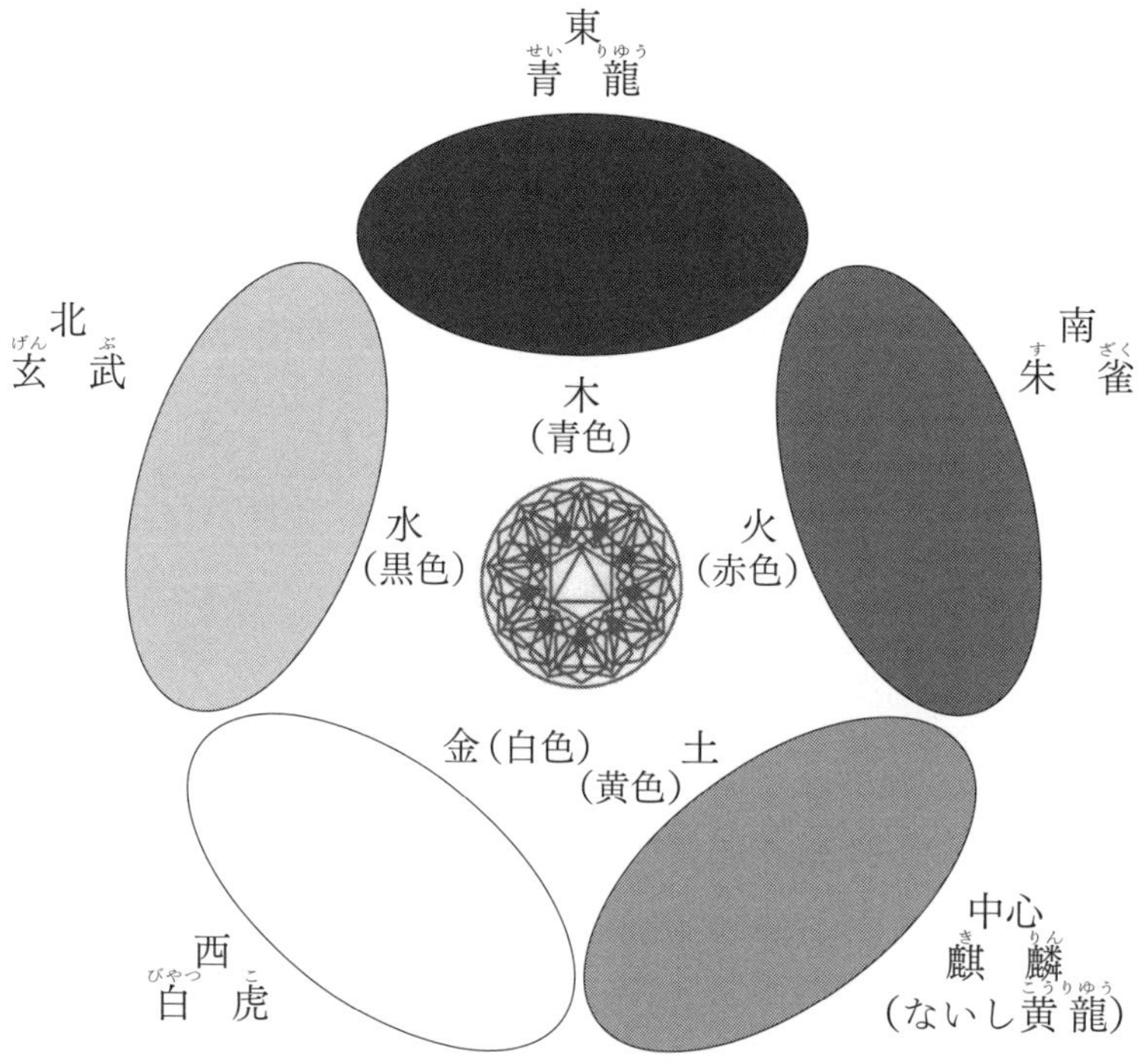

五色に対応するメタファー

<table>
<tr><th></th><th>マイナスイメージ</th><th>プラスイメージ</th></tr>
<tr><td rowspan="2">木
青色</td><td>悔しさ・怒り・痛恨・恨む・激怒
（背信行為に対して激怒する）</td><td>自信・成長・平和・前進</td></tr>
<tr><td colspan="2">その怒りの原因は何ですか？　自分や身内・他人に怒りが満ちています。誰かに敵意を持っていませんか？　何故激怒するのですか？　相手の言葉に反応して怒りと悔しさのため自分自身を傷つけていませんか？　背信行為の悔しさからあなたは他人の悪口を言ったり大ぼらを吹いて振る舞っていませんか？　平和的解決や平穏無事の考え方を取り入れると心が落ち着くでしょう。自分の成長や怒りの相手の幸福を願ってください。自分の心を穏やかにして明日のために前身、心の成長を心掛けましょう。</td></tr>
<tr><td rowspan="2">火
赤色</td><td>憎む・攻撃・呪う・死闘
（相手に対して憎悪の念を持つ）</td><td>愛情の喜び・情熱・歓喜・歓声</td></tr>
<tr><td colspan="2">戦う相手は誰ですか？　何のために相手を憎み攻撃するのですか？　憎しみの相手にナイフを差していませんか？　愛情の喜びが裏目に出ていませんか？　情熱と喜び、そして心からの歓声を共有できる相手はいませんか？　そのうす笑いは本当に純粋ですか？　その作り笑いやため息笑いは自分の感情をごまかすための笑いですか？　自分をごまかすための薄気味笑いはいけません。必要以上に、はしゃぎ過ぎていませんか？　相手に対しての憎悪はやめましょう。本当に心から楽しく生活しましょう。</td></tr>
<tr><td rowspan="2">土
黄色</td><td>つらい・落胆・失敗・失望・失恋</td><td>穏やか・同情・共感・嬉しさの共有</td></tr>
<tr><td colspan="2">失敗したつらいことや失望感に沈んでいませんか？　失敗は自分自身のパワー不足が原因であったことに気づいてください。明るい友達と嬉しさや楽しさを共有していますか？　おしゃべりやカラオケでつらい失敗や失った大切な人を忘れてください。過去は再び戻ることはありません。晴れない気持ちは水に流しましょう。お友達とお食事をしたり、スポーツや趣味を通じ嬉しい時間や楽しみを共有しましょう。あなたの理解者やお友達と共有する時間を持ちましょう。</td></tr>
<tr><td rowspan="2">金
白色</td><td>後悔・深い悲しみ・罪悪感</td><td>忘却・謝罪・純粋・明朗</td></tr>
<tr><td colspan="2">深い悲しみをいつまでも引きずって、晴れない気持ちで生活していませんか？　罪悪感や後悔の原因になっていることは……何が原因ですか？　悔やむことから１日も早く抜け出す方法は、水に流し忘れ去ることが一番です。忘れ去ることのできない大切な人ならば、その人のためにも強く生きてください。後悔から忘れる気持ちに切り替え、明るく楽しく純粋に強く生きてください。</td></tr>
<tr><td rowspan="2">水
黒色</td><td>不安・恐怖・不幸・恥さらし</td><td>安心・安定・満足・大丈夫</td></tr>
<tr><td colspan="2">不安と恐怖そして不幸な人生の原因はあなたの心の中に残存していませんか？　恥さらしや痛みによるうめき声を出したことはありませんか？　過去および現在の不安定な気持ちは、心の奥にあるトラウマの恐怖や不安・不幸からですか？　あなたの恐怖心の心の原因はご自身の魂が解決する方法を宿しています。それが見つかれば不安定な心が消えます。安心と精神安定ができることによりあなたの60兆個の細胞が大満足することでしょう。</td></tr>
</table>

思念は心、心と内臓、心と筋肉、病気と気持ち（感情）の関係は表裏一体、147ページの五臓六腑対応表を参照して心と病気、気持ちの持ち方の関連性を勉強しましょう。

もつながります。

あるとき、五色健康法の講習会に参加してくださったご婦人から、「自分はやり方を傍で見ていただけなのに、見よう見まねで家に帰って息子にやってあげたら、息子の病気が良くなった」と大変喜ばれたこともありました。

これまで数多くの方々から感謝の言葉やお手紙をいただいており、目崎さんの会でもこの健康法を導入していただくことになっています。

五色に色分けしたシートとメタファーの表があれば、誰でもその場で簡単に判別&トラウマ解除できるので、ソマチッドが喜ぶ体内環境を取り戻すためにも、ぜひ一度お試しください。

日本人に響きやすい「六根清浄の大祓《おおはらえ》」で意識の浄化を

ネガティブな感情を浄化する方法としては、昔から用いられてきた「六根清浄の大祓」の祝詞《のりと》をあげるのも効果的です。

六根とは、文字通り、眼、耳、鼻、舌、身、意の状態を清らかに保つことで、修験道《しゅげんどう》の山伏たちが、「六根清浄」「六根清浄」と唱えながら修行をするように、この言葉を口に出して唱えることで心身が浄化され、調和したエネルギー状態になりやすくなります。

特に、昔から山や森と共に生きてきた日本人にとっては響きやすい言霊《ことたま》なので、以下の祝詞をあげるか、「六根清浄」という言葉をくり返すだけでも効果が期待できると思います。

【六根清浄の大祓】

天照皇太神《あまてらしますすめおおがみ》の宣《のたま》わく
人《ひと》は則《すなわ》ち天下《あめがした》の神物《みたまもの》なり
須《すべか》らく掌る静謐心《しずまることをつかさどるこころ》は則神明《すなわちかみとかみと》の本主《もとのあるじ》たり
心神《わがたましい》を傷《いた》ましむること莫《なか》れ　是《こ》の故《ゆえ》に
目《め》に諸《もろもろ》の不浄《ふじょう》を見《み》て　心《こころ》に諸《もろもろ》の不浄《ふじょう》を見《み》ず
耳《みみ》に諸《もろもろ》の不浄《ふじょう》を聞《き》きて　心《こころ》に諸《もろもろ》の不浄《ふじょう》を聞《き》かず
鼻《はな》に諸《もろもろ》の不浄《ふじょう》を嗅《か》ぎて　心《こころ》に諸《もろもろ》の不浄《ふじょう》を嗅《か》がず

口《くち》に諸《もろもろ》の不浄《ふじょう》を言《い》いて　心《こころ》に諸《もろもろ》の不浄《ふじょう》を言《い》わず
身《み》に諸《もろもろ》の不浄《ふじょう》を触《ふ》れて　心《こころ》に諸《もろもろ》の不浄《ふじょう》を触《ふ》れず
意《こころ》に諸《もろもろ》の不浄《ふじょう》を思《おも》いて　心《こころ》に諸《もろもろ》の不浄《ふじょう》を想《おも》わず
此《こ》の時《とき》に清《きよ》く潔《いさぎよ》き偈《こと》あり
諸《もろもろ》の法《のり》は影《かげ》と像《かたち》の如《ごと》し　清《きよ》く潔《きよ》ければ
仮《かり》にも穢《けが》るること無《な》し　説《こと》を取《と》らば得《う》べからず
皆花《みなはな》よりぞ木実《このみ》とは生《な》る　我《わ》が身《み》は則《すなわ》ち
六根清浄《ろくこんしょうじょう》なり
六根清浄《ろくこんしょうじょう》なるが故《ゆえ》に五臓《ごぞう》の神君安寧《しんくんあんねい》なり
五臓《ごぞう》の神君安寧《しんくんあんねい》なるが故《ゆえ》に天地《てんち》の神《かみ》と同根《どうこん》なり
天地《てんち》の神《かみ》と同根《どうこん》なるが故《ゆえ》に万物《ばんぶつ》の霊《れい》と同体《どうたい》なり
万物《ばんぶつ》の霊《れい》と同体《どうたい》なるが故《ゆえ》に
為《な》す所《ところ》の願《ねが》いとして成就《じょうじゅ》せずということなし
無上霊宝《むじょうれいほう》　神道加持《しんどうかじ》

どんなセラピー、ヒーリングにしても、人の癒やしに関わる場合、まず自分自身の意識を清め、心身のエネルギーバランスを調和させておくことが大事です。

施術者が自分を健康に保つという基本ができていないと、ソマチッドの共鳴度も低いま、一過性の効果しか期待できなくなってしまうので、結局、元の木阿弥《もくあみ》になってしまいます。

これは宇宙の法則で、すべて本人がなしたことが本人に返ってくるだけのこと。

同じように、施術を受けるクライアントも、根本的な治癒、完治を望むならば、自分の想念・意識の浄化とソマチッドが喜ぶ生活を心がける必要があります。

そして、そのうえで、セラピストや遠隔セラピストを信頼すること。

完治をもたらすのは、医者やセラピストではなく、あくまで本人の意識なのです。

生命力を高めるテラヘルツ波を浴びよう

次に、おすすめの健康法は、できるだけテラヘルツ波を浴びることです。

Ｐａｒｔ３で前述したように、これまでの研究で、テラヘルツ波には次のような特徴、特質があることがわかっています。

・透過性が高く、人に対しても安全で、水によく吸収される。
・テラヘルツ波を照射すると、原子・分子の振動の乱れが是正される。
・分子と分子をつなげて新たな物質や生命を創る可能性がある。
・人に照射すると、細胞の乱れが是正されて、不要な細胞の増殖を防ぐ可能性がある。
・酵素活性の作用があり、残留農薬や人工添加物などの分解作用がある。
・エックス線のような被曝《ひばく》の心配もなく、いくら浴びても副作用はない。
・玄武岩や安山岩などは、とりわけ多量に吸収・放射している。
・細胞の劣化を防いで、老化防止の働きも期待できることから「生命光線」とも呼ばれる。
・加齢や病気になると放射量が減ることから、生命エネルギーの根幹に関わる波長。
・人体の氣やオーラにもポジティブな作用を与える可能性が高い。

社団法人日本テラヘルツ協会会長で、テラヘルツ技術の応用と実用化に関する先駆者である新納清憲氏は、物質にテラヘルツ波を照射することでその物質が量子化すると述べており、その特殊な技術を使ってつくられたものがキミオライトです。

これは、そもそも私が扱っていた「月光の石」のテラヘルツ波の放射量がトップレベルであったことから、新納さんがさらに技術的にテラヘルツ波を照射して量子化してくれたことで、元の数万倍のエネルギーパワーが出るようになったのです。

キミオライトの名付け親である新納さんによると、キミオライトは最強のテラヘルツ波を半永久的に放射し続けており、今のところこれを超えるテラヘルツ鉱石は出てきていません。

それは、この原石（月光の石）が特殊な断層の中から発掘されていることと深い関係があります。

月光の石が発掘された土地の持ち主から、「この石を何とかしてもらいたい」と頼まれたのがそもそもの出合いだったのですが、その地質のエネルギーが非常に高かったのに加えて、発掘の際ダイナマイトを使わず、すべて手作業でやるなど土地の持ち主の愛情がこもっているのです。

このような非常に希少な石と出合ったのも、世直しのために霊石を用いていた聖師様との〝魂の縁〟としか言いようがなく、だからこそ、このキミオライトをより多くの方々の健康と霊的覚醒のためにお役立ていただきたいのです。

テラヘルツ波は月の光でもあるので、特に内臓にエネルギーを与えることから、先ほどの五色健康法とも相乗効果が期待できます。

とりわけ、シリウスボールはパワフルで、私自身が驚くほどの反響があり、嬉しい悲鳴をあげています（29ページの写真参照）。

もちろん、私の製品だけでなく、新納さんが代表を務められている日本量子研究財団が開発された製品などの信頼できるものを利用したり、月の光を浴びたりするなど、できるだけテラヘルツ波を浴びる生活を心がけていただきたいと思います。

そうすれば、生命エネルギーがチャージされてソマチッドもフルに活性化し、細胞も若返って、元気を取り戻せることでしょう。

「神聖図形」を用いてパワーアップする

次にご紹介したいのは、「神聖図形」を使うやり方です。

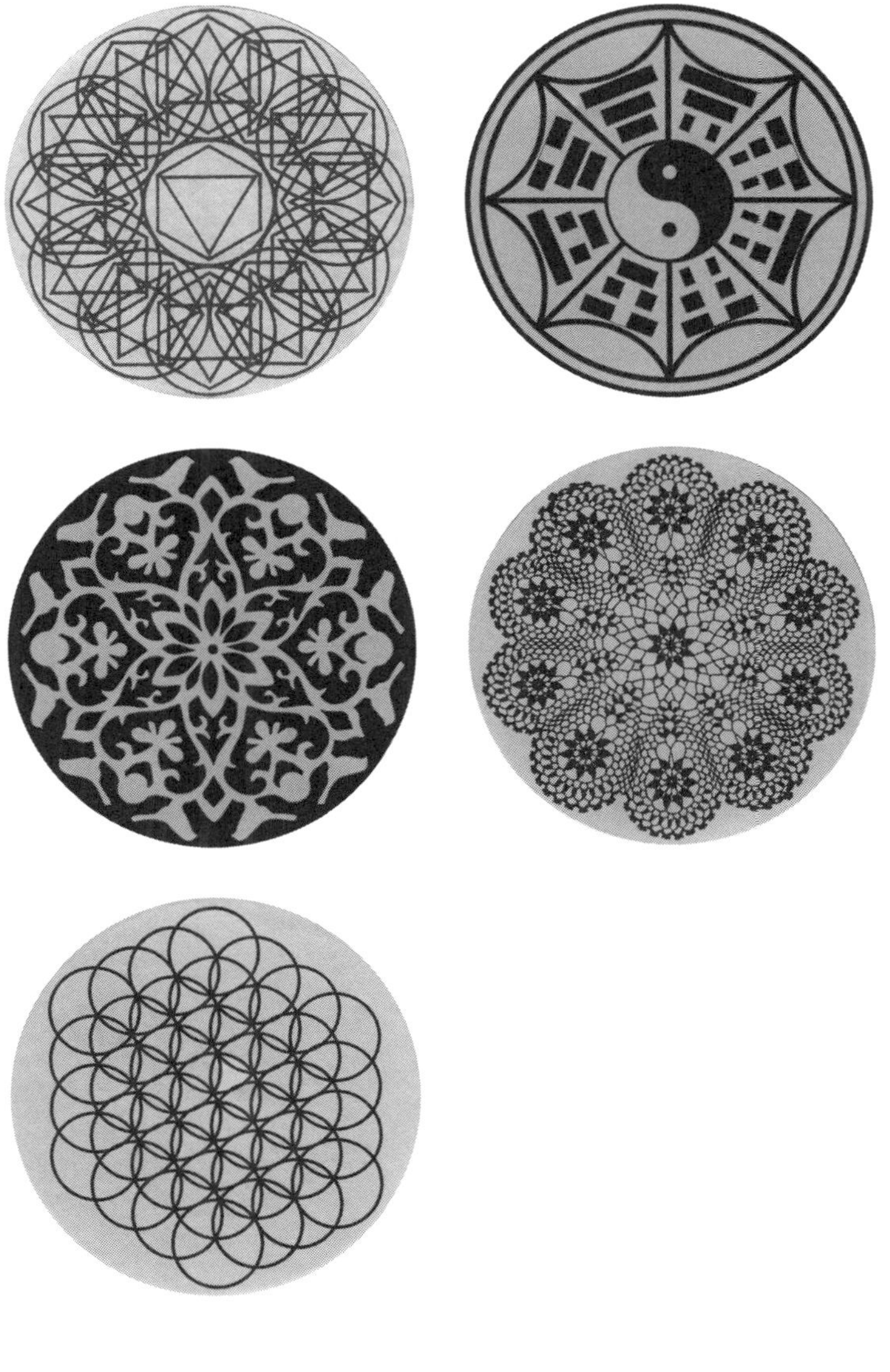

エネルギーチャージができる神聖図形。コピーして、身の回りに活用できる。

ここに示した神聖図形は、どこかで目にされた人も多いかと思いますが、宇宙のエネルギーシステムと共振共鳴する、神聖幾何学とも呼ばれるシンボル図形です。

この神聖図形を見ることで、潜在意識が宇宙のシステムと共振することから、それによって体内ソマチッドも活性化すると考えられます。

神聖幾何学については、『フラワー・オブ・ライフ』（ナチュラルスピリット刊）という本でも詳しく紹介されていますが、宇宙や人体のエネルギーシステムを特定のシンボル図形として表していて、古今東西、世界各地で同じようなパターンのシンボル図形が聖なる場所や芸術作品の中などで用いられてきました。

さまざまなタイプの図形がありますが、おそらく、昔の人は、聖なるシンボルによって、生命力やその場のエネルギーが高まることを感じとっていたに違いありません。

例えば、古代エジプトのオシリス神殿、中国の紫禁城内部の寺院、イスラエルの古代シナゴーグ、インドや日本の仏教寺院、トルコの都市エフェソス、アッシリアの岩刻、あるいは、13世紀のイタリア美術やスペイン・コルドバの「ラ・メスキータ」（回教寺院）、日本の「麻の葉模様」などにも見ることができます。

また、神のことを「宇宙の偉大な建築家」と称したピタゴラスの言葉や、自然の中に宇宙の法則を見いだしていたレオナルド・ダ・ヴィンチのスケッチの中にも神聖幾何学が描かれており、彼らは、自然界の本質は形、釣り合い（比率）、色彩において完璧《かんぺき》な調和の形（コスモス）であることを数学者の目線で捉えていたことを伺わせます。

こうした神聖図形は、宇宙の構造（マクロシステム）や生命の創造パターンを表していることから、ただじっと見ているだけでも、自分の中の聖なるシステム（ミクロシステム）と形態共鳴を起こして、生命力が活性化されます。

私はこの神聖図形をどこにでも貼《は》れるようにシールにしていますが、このシールを貼るだけでその場が形態共鳴して、エネルギーパワーがアップするのがわかります。

この神聖図形をコピーして、普段よく使っている小物や財布、あるいは部屋の目につく場所などに貼っておくと、無料でエネルギーチャージができるので、ぜひお試しください。

ついに究極の「ソマチッド米」が完成した！

次は、ソマチッドが喜ぶ食べ物の話です。

体内のソマチッドを活性化するには、ソマチッドを多く含んだ食品を摂るのが一番です。

私はキミオライトを使って米作りをすればソマチッド米ができるのではないかと考え、以前から私が開発した製品を扱ってくれていたAさんに米作りを依頼しました。すると、案の定、ソマチッドを多量に含んだ米ができたのです。

Aさんはヒマラヤ水晶など希少なパワーストーンを扱ったり、音響機器のプロでもあり、とてもエネルギーに敏感な青年です。シリウスボールの波動の高さもすぐに理解され、自分の田んぼの水路にシリウスボールを設置しておいたそうです。

そして、そこにソマチッドがたくさんいるキミオライトの粉末を撒《ま》いて田植えをした。

はたしてその結果は？

ソマチッド研究家の波多野昇氏に依頼して、Aさんの農場でつくった米（検体A）と新潟県の通常の農場でつくった米（検体B）との両方を調べてもらったところ、Aさんがつくった米のソマチッドが格段に多いことがわかりました。以下は、波多野氏の考察です。

「検体Aが検体Bより明確にソマチッドの量が多く、２倍以上の存在を確認できます。その差は何を起因とするのでしょうか？

①　環境汚染、農薬、工場廃水（重金属）、大気汚染（酸性雨、ＰＭ２・５など）によ

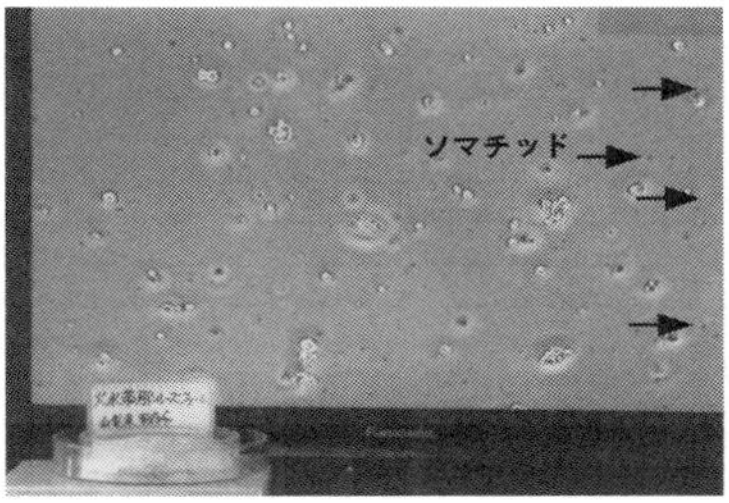

Aさんの農場の米（検体A）、1000倍

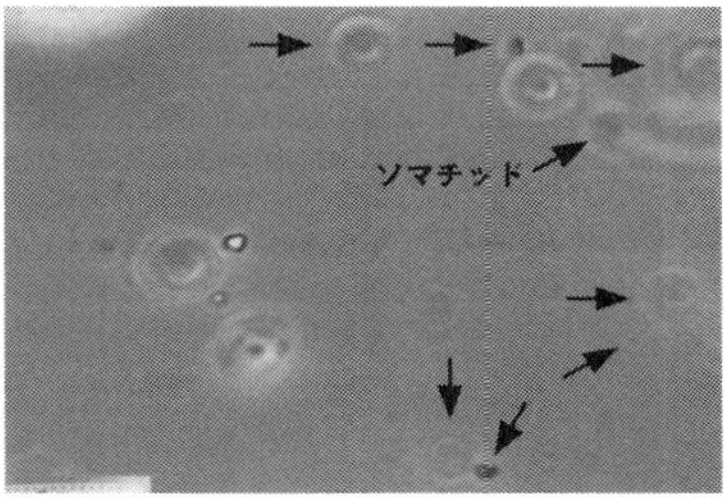

検体Aの4000倍拡大図

シリウスボールを水路に活用した農場の米にはソマチッドが大量に検出された。

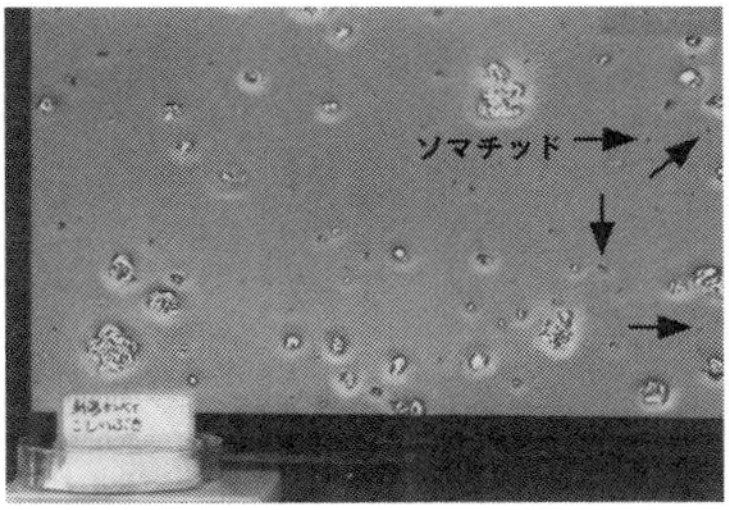

通常の農場の米（検体B）、1000倍

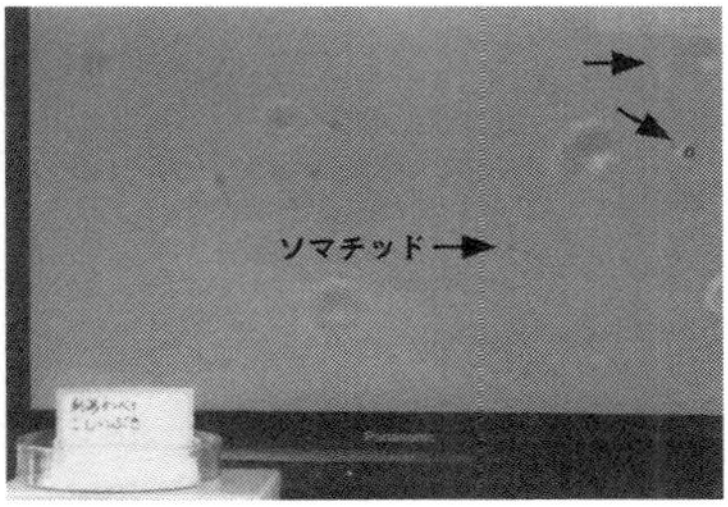

検体Bの4000倍拡大図

シリウスボールを使用しない農場の米には、ソマチッドが少ない。

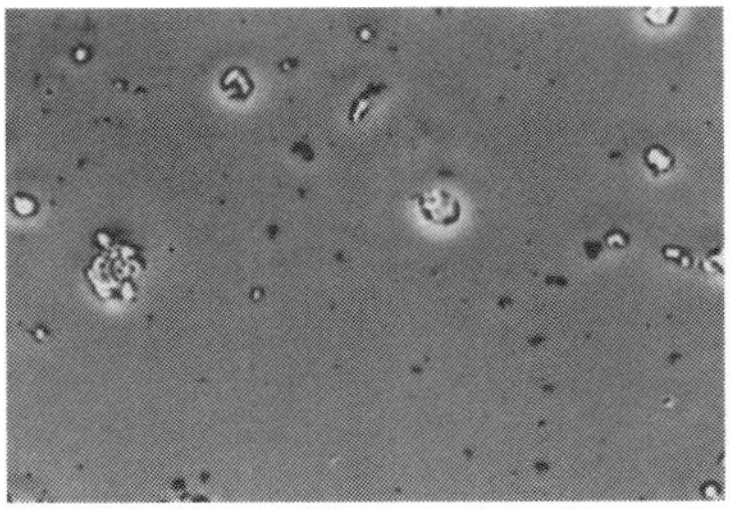

さらに検体Aに櫻井喜美夫氏の発明品である「ルルドの天使」を加えるとソマチッドが増加した。4000倍拡大図。

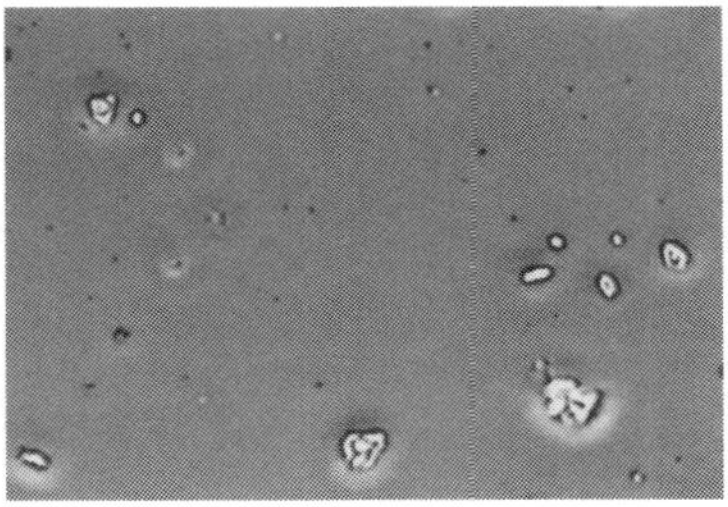

検体Bも同様に増加した。

るもの。

② 生産者の心　より美味《おい》しく安心して安全なものを消費者に届けたいと思う心――生産者の心を消費者に届け、消費者や物質、物体をいただくのではなく、その心をいただくという心――これが意識を持つソマチッドを非常に活性化すると考えられます。

③ さらには、その品物を運搬する人、料理をする人などそれに関わるすべての人たちの心がソマチッドに反映していると思います」

波多野氏は、次のようなコメントを加えてくれました。

「ソマチッドに関しては、まだまだ知らない人が多いです。一人でも多くの人たちにソマチッドを知っていただき、食の問題、環境の問題、健康・医療の問題、人間関係の問題などの解決に寄与できればと考えています」

実際、このソマチッド米を食べると、高波動（超高周波）のエネルギーで満たされ、身も心も軽やかになって、本当の自分に還りやすくなります。

このソマチッド米からわかるのは、①有害物質を含まず、②生産者の愛がふんだんに注がれていて、③関わる人たちも健全な意識であることが、よりソマチッド効果を高めているということです。

電子はソマチッドの活性化を促す生命エネルギー

ソマチッドが喜ぶような、心身共に健康的な状態を保つには、普段飲んでいる「水」もとても重要です。

それはどんな水かと言えば、自由電子（負電荷）を多く含んだ水です。

そのわけは、ソマチッドは電子やマイナスイオンが多いところに集まる傾向があるからです。

つまり、電子は生命エネルギー生産の元素であり、水道水などはその電子が失われているので「×」、できるだけ自然環境のきれいな天然水を飲用するのが理想「〇」です（きれいな天然水が入手できない場合は、浄水器の水でも良いと思います）。

天然水は自由電子を多く含む「生きた水」なのに対して、水道水は「死んだ水」、ようするに電子が多いほどソマチッドが活性化するのです。

なぜ電子の量が多い（電子密度が高い）方が身体に良いかと言えば、簡単に説明するとこういうことです。

細胞のミトコンドリア内で酸素を生命エネルギーに変える仕組みを電子伝達系と言いますが、生命現象は電子の受け渡し、すなわち酸化と還元によって成り立っています。

電子には、体内で発生する活性酸素を還元し、無毒化する作用があり、電子を取り込むことによって還元力を強化し、細胞を傷つける酸化ストレスを減らすことができるからです。

今日、ほとんどの病気の根本要因に酸化ストレス、活性酸素の害があることが知られていますが、活性酸素の害を打ち消すには、できるだけ還元力の高い、自由電子を多量に含んだ水や食品を摂るのが望ましいのです。

電子は酸化（老化）を防ぎ、細胞を若返らせて命を育《はぐく》む生産性のエネルギー。だから、ソマチッドにとっても極めて有用なのです。

私は、その自由電子を水の中に多量に取り込むことに成功しました。

その電子濃度は、１cc中３×10の19乗個という非常に驚異的なものです（商品名「ルルドの天使」。詳細については、http://sakuracorporation369.net/index.html をご参照くだ

さい）

少し専門的に説明すると、この世界初の高濃度電子水は、自由電子のエネルギーによって、水分子（H^2O）の酸素（O）と水素（H）の軌道を回っている電子が活性化されて軌道が広がり（励起）、活性化した水分子は、近くの水分子を活性化して全体に広がります（波動性）。

この活性化された水は、水素結合ができないためクラスターを作らず、単分子として存在する「生きたお水」になって、凍結・煮沸・衝撃でも活性化能力は変化しません（半永久的）。

しかも、この高濃度電子水からはテラヘルツ波が放射されています。通常の水はテラヘルツ波を吸収してしまい、放射することはありません。

この電子水がテラヘルツ波を放射しているのは、自由電子のエネルギーが、水分子の活性化を介してテラヘルツ光として表れた結果だと考えられます。

このように、電子は細胞の新陳代謝を促して免疫力や生命力をアップさせるもので、ソマチッドにとっても必要不可欠な栄養素と言えるでしょう。

電子不足（＝酸化）はソマチッドを遠ざけるので要注意！

電子不足は酸化、すなわち老化を促進させ、ソマチッドを遠ざけるので、くれぐれも電子が不足しないよう注意が必要です。

体内の電子不足は、化学物質の取り過ぎによっても起こります。

体内に取り込まれる化学物質が多いほど、細胞や血液が酸性して電子不足になり、ソマチッドが尿などで体外に排出されるおそれがあるので、できる限り有害な物質を体内に取り入れないようにしましょう。

とりわけ、危ない食品の筆頭は、精製された「白砂糖」です。

試しに、白砂糖を手に持って、フーチやO－リングなどの筋（肉）反射テストで確認してみてください。

誰でも身体の筋力がフニャフニャになって一気に弱まるので、いかに身体に良くないかがすぐにわかります。

砂糖の害については、読者の皆さんもすでにご存じかもしれませんが、復習の意味でおさらいしておきましょう。

砂糖の原料はサトウキビとテンサイで、本来それらにはビタミンやミネラルが多量に含まれていますが、化学物質によって精製処理を施すことによって、その大事なビタミン・ミネラルが奪い取られています。

なので、砂糖好きの人は慢性的なミネラル不足で極陰体質になり、万病の元である冷え性がほとんどです。

食生活で見すごされがちなのは、精製時に使われる化学物質です。

これらは、本来食品に使用すべきものではないものが含まれ、こうした精製法が国によって法的に認められていること自体が極めて重大な問題である、と内外の専門家から指摘されているのです。

酸性食品である白砂糖を、体内に摂り入れるとどうなるか？

人間の身体は弱アルカリ性なので、酸性食品である砂糖が大量に体内に入ると、中和するために体内のミネラル分が使われ、このとき、最も多く消費されるのがカルシウムです。

白砂糖はカルシウムがほとんど含まれていないので、必要なカルシウムは体内の骨や歯を溶かして供給されることになり、その結果、虫歯になったり、骨や血管がもろくなります。

また、白砂糖にはビタミンやミネラルが含まれていないため、糖分が体内で分解されるときに必要なビタミンB1が欠乏して、うつや疲労、貧血、頭痛、心疾患、呼吸器病、記憶障害などの症状を引き起こす要因になります。

さらに、白砂糖の問題は、キレやすくなることです。

白砂糖は血中に取り込まれるのが速いため、血糖値が急激に上昇します。そのため、インスリンが大量に分泌され、結果として低血糖を引き起こしやすくなり、今度は血糖値を上昇させようとしてアドレナリンが多量に放出されます。攻撃性の強いアドレナリンの分泌が過剰になると、すぐに興奮してキレやすくなるのです。

最近では、白砂糖を「空のカロリー食品」と呼んでいて、これはただ燃えるだけで大切な栄養素を浪費してしまうことを意味しており、この「空炊き」によって弱アルカリ性の血液や体液が酸性に偏《かたよ》って、その結果、酸血症にもなりかねません。また糖質依存から次第に摂取量が増え、摂取しないとイライラなどの禁断症状が出てくることもあります。

ラットの実験で、コカインよりも甘味の方がより人に快の感覚を与える脳内報酬系を刺激するという実験結果が報告されていることから、「白砂糖は白い麻薬」とも呼ばれているように、肥満や糖尿病を招く大きな要因になっている白砂糖は、まさに百害あって一利なしです。

白砂糖は日本人を家畜化するための餌付《えづ》けである

では、白砂糖がダメなら何を摂ればいいのか？

もちろん、その答えは精製されていない黒砂糖です。

黒砂糖はサトウキビから汁を搾《しぼ》り取った粗糖液から不純物を取り除き、煮詰めて結晶として固めたものでミネラル分も豊富。

なので、調理などで少量摂るなら、本みりん、ブラウンシュガー（粗糖）、純度100％の羅漢果《らかんか》エキスなどがおすすめです。

一方、代表的な人工甘味料である「アスパルテーム」や「スクラロース」は、白砂糖と同様に体内の酸化ストレスを増やして、腸内細菌の善玉菌を殺すなど、その副作用や害が問題視されているので、避けるのが賢明です。

こうした刺激の強い化学物質や食品添加物などの有害な酸化物は、電子を奪って老化をもたらし、体内のソマチッド環境を著しく阻害すると考えられます。

白砂糖の害は、今でこそ徐々に知られてきましたが、かつての日本では白砂糖一辺倒でした。

これは、おそらく闇の勢力が日本人を骨抜きにするための戦略だったのでしょう。

これは、酸性雨と同じ原理で、例えば、酸性雨が降ると溶け出した土中のアルミニウムなどが、川や海などに流れて水源などに混ざり、私たちの身体に蓄積し、アルツハイマー病を引き起こす要因の一つとなるのではないかと言われています。

つまり、有害な酸化物をばらまくことによって、大気や土壌、河川などが汚染されて、私たちの健康までを蝕んでしまうのです。

白砂糖の普及は、日本人を骨抜きにして、家畜化するための餌付けです。

私の実家は大本の信者だったので、「メソン」がしかけた悪には決して染まらないようにとの聖師様の教えにしたがって、食べ物にも厳しく、私が小さい頃から人工添加物の入ったものは避けていたのを覚えています。

聖師様は、今から100年前に、日本人が食べ物によってアメリカに侵略され続けることを見抜いていたのです。

このように、ソマチッド健康法の観点から考えても、白砂糖をはじめ、人工添加物はできるだけ避けることが賢明です。

また、生酒や菓子類などにも砂糖が入っていて、前述したように糖尿病の人などはこうした甘いものを好みます。これは、寂しいという感情が溜まっているからで、寂しさを甘いもので埋めようとしているのです。

しかし、いくら甘いものを摂っても埋められず、やがて依存してしまう。しかも、身体に力が入らないので、いざという時にも踏ん張りがきかず、途中で人生を放棄してしまうことにもなりかねません。

ですから、「五色健康法」などでまずその寂しさを癒やす必要があるのです。

エゴが介入する隙《すき》がまったくない、宇宙の中心とつながる「超意識の祈り」

最後に私がおすすめしたいのは、「超意識の祈り」です。

この超意識の祈りは、私が宇宙の中心（ＣＯＵ）につながった体験からそう名付けました。

宇宙の根源には、一切何もない、色も形も音もない、まったくの空。

けれど、すべての基がそこにあるような真空の場です。

体外離脱をして宇宙の中心（COU）に入ったことで、私はあらゆるものがそこから分化発生していて、一つにつながっていることが実感できたのです。

太陽光が分光して七色の虹《にじ》ができるように、あらゆる存在が、そして誰もがそこから生まれている。言わばすべての存在の魂の故郷でもあるわけですが、私たちがその根源的な意識、すなわち超意識に立ち返ることが、本来のアセンションではないかと思います。

超意識とは、魂が自我意識を制御している状態、言い換えれば、善悪・正邪・陰陽という二元の世界を超越した神人合一《しんじんごういつ》の意識であり、超意識の祈りとは、宇宙の中心とつながるための祈りで、そこにはエゴが介入する隙はまったくありません。

この超意識に至るには、あるがままを認めて怒りを鎮め、相手を許し、何があっても大丈夫と信頼し、一時的に恐怖感を感じることがあっても、常に大いなる存在に生かされ、守られていることを信じ、すべてを受け入れて感謝する気持ちが大事です。

なので、私はいつも**「すべてを受け入れ、すべてを許し、すべてに感謝する」**と書いたメモを持ち歩きながら、超意識状態をできるだけ維持できるように心がけています。

このように、超意識の祈りは、一般的な瞑想《めいそう》とは違います。

一般的な瞑想は、自分のため。

超意識の祈りは、美しい地球と全宇宙のため。

頭ではなく、全細胞から発せられる高次の祈り。

意識の中に我（エゴ）を一切入れない、「宇宙意識」「宇宙波動」と言ってもいいかもしれません。

宇宙波動とは、素粒子の超高速スピン運動のことで、陰陽が調和一体化し、次元が上昇する際に発生する螺旋《らせんじょう》状の創造エネルギーのことです。

ですから、私たち人類が汚してしまった地球の汚染に対しても、超意識の祈りに「ごめんなさい」という気持ちを乗せて地球の隅々まで届けることによって、全体が清まると思います。

そのような、無垢《むく》な心で祈りを捧《ささ》げる人たちが少しでも増えることによって、生命体としての地球もきっと喜んでくれるのではないでしょうか。

太陽と月に代表される陰陽一体のエネルギーによって成り立っているこの地球は、私たちの意識やソマチッドとも共振共鳴していて、人間の意識が汚れれば地球も汚れて、ソマチッドは殻にこもり、反対に人間の意識がきれいになれば地球も浄化され、ソマチッドも活性化するでしょう。

龍人たちよ！　全ソマチッドを総動員して地球全体に奇跡を起こそう

今後どちらに進むかは、私たち人間の想念・意識にかかっています。

つまり、生命体としての地球をきれいにするためのアースヒーリングは、私たち自身の浄化、すなわちセルフヒーリングと遠隔ヒーリングのコインの裏表のような関係なのです。

当然ながら、言葉もエネルギーなので、人の悪口や汚い言葉を口にしないことが大事です。

自分が発する言霊によって、同調するエネルギーを引き寄せるので、汚い言葉は穢《けが》れたエネルギーを、きれいな言葉は美しいエネルギーを引き寄せます。

なので、最低限、不平・不満、愚痴、悪口などは避けること。そして、日常生活において、感謝と反省、労《いたわ》りや思いやりの言葉を忘れないことが大切です。

私は家庭の中でもそれを心がけているのですが、そうすると、暴れん坊の犬であっても吠《ほ》えたり噛《か》まなくなり、不平が多かった家人も性格が穏やかになりました。

このように、自分の意識が変われば、その場が変わるのです。

しかも、超意識の祈りは、遠隔セラピーと同じように、距離的な制約を一切受けません。

祈りの効果については、科学的な実験によってもすでに実証されています。

まして、COUとのつながりを強化する超意識の祈りは、5次元以上の世界とも響きあうため、時間的な制限、すなわち光速さえも超えると考えられます。

ということは、少なくとも3次元世界に存在するすべてのソマチッドにとっても、フルに活性化を促すだけのエネルギーパワーがあるはずです。

であるならば、一人でも多くの龍人たちが超意識の祈りを捧げることで、内外のソマチッドが共鳴しあって、地球全体を浄化することも決して不可能ではないはずです。

とりわけ、お隣の大国、中国は環境汚染がひどいので、キミオライトやソマチッド製品をいち早くお届けし、浄化のための製品を通してソマチッドが喜ぶ場を少しでも増やしていきたいと思っています。

また、国際紛争や核戦争の危機も、結局は人間同士の不調和が招いているので、敵味方を超えて、陰ながら少しでも和解の方向にシフトチェンジさせていきたいのです。

そのように、全ソマチッドを総動員すれば、必ずや地球全体がきれいに蘇《よみがえ》り、この世に奇跡が起こせるに違いない――それが今の私の密《ひそ》かな願いです。

資料編

遠隔セラピーで人生がこんなに変わった！

――喜びの声は今も続く

目崎正一

すべての細胞が元気を取り戻せるように……

私はこれまで述べ369人の方々に対して遠隔セラピーを行ってきました。あきらめていた肉体のトラブルの多くが快方に向かっています。

私のこれまでの経験では、がんの場合、「○○さんの抗がん剤の副作用をなくし、がん細胞が正常細胞に戻りますように」と声に出して唱えながらエネルギー（氣）を送ることで、とても楽になられるようです（ただし、人によっては抗がん剤の投与によって治癒力が著しく低下する場合があります）。

もちろん、西洋医学的な診断はそれとは別で、まだ腫瘍《しゅよう》が残っていることもありますが、フーチセンサーでエネルギーパワーが100％になると、結果としてがんが自然退縮（治癒）し、元気な状態に回復していくケースが圧倒的に多いのは確かです。

また、加齢黄斑変性症《かれいおうはんへんせいしょう》・網膜色素変性症で片目を失明した方に感謝されたこともあります。中には聞いたこともない珍しい病名の方もいますが、遠隔セラピーによって癒やされ喜びの声が届いています。

もちろん、改善率は１００％ではなく、中には助けられない場合もあります。しかし、結果的に亡くなられた方々をフーチで検証してみると、ほとんどが薬害による治癒力の著しい低下だと考えられるため、それだけに残念でなりません。

医師は、薬の副作用について知っていながらもそれを使わざるを得ないのが現状なのかもしれませんが、心ある医師ならば、もっと見えない世界や想念の働きにも関心を向けていただきたいと切に望むばかりです。

中には抗がん剤が合っている人もいるのは事実です。すべてではないにしても、同じ医師の中にも自分ががんになったら抗がん剤治療を拒否する医師もいることからも、正常な細胞までも標的にする抗がん剤が自然治癒力を低下させるのは疑いようがありません。

そして、何と言っても、患者さんにとっては病気が良くなること、痛みや苦しみが少しでも軽減すること、そして1日も早く元気になることが一番なのですから。

私はそのような思いから、毎朝4時半に起床してから数時間、そして夕方から数時間かけて、依頼を受けた数十名の方々に遠隔で氣を送るのが日課になっています。

そこでこの資料編では、遠隔セラピーで改善した方々の最近の症例やフーチー遠隔療法講座を受講された方々の声を中心にご紹介したいと思います。

まずは、私どものこれまでの活動の経緯を知っていただく意味で、スタッフの佐藤善信さん（通称善さん）の体験談からご紹介します。

◎羅天清研究会・新潟　氣経絡調整師／フーチー遠隔療法士　佐藤善信さん
依頼者からの喜びと感謝の反応によって力づけられてきた

私が目崎さんと出会ったのは、今から十数年前のことです。

それまでは、二人とも電解水生成器を扱う仕事をしていたので、時々同業者の集まりなどで顔を見かけることはあったのですが、挨拶《あいさつ》をする程度で個人的なつき合いはありませんでした。

それが、私が脳梗塞《のうこうそく》になり、さらにその3年後に心筋梗塞で倒れ、その数カ月後に退院したとき、目崎さんから個人的に連絡をもらったことから親しい交流が始まりました。

当時私は後遺症があり、リハビリを続けていましたが、まともに喋《しゃべ》ることもできず、2本の杖がなければ歩くこともできませんでした。

車の運転はもちろんのこと、趣味のゴルフや釣りもまったくできない状態だったので、目崎さんが心配して「これからどうするの？　もしよければこんな仕事があるけど」と声をかけてくれたので、目崎さんと一緒に健康関係の仕事を始めることにしたのです。

そして、２０１２（平成24）年の４月に名古屋で催された羅天清研究会の集まりに二人で参加し、それがきっかけとなって、初めて新潟でのスタートとなりました。

それまでテラヘルツ波という言葉は知っていましたが、佐藤清先生との出会いで初めてプラナヒーターというテラヘルツ波を照射する器械があることを知りました。早速自分でも試し、お客さんにも体験してもらったところ、その効果がはっきりわかりました。

しかし、その時点では、プラナヒーターを使う人のエネルギーパワーのレベルによって効果に違いが出るということがわからなかったので、なぜ効果がある人とない人がいるのかは理解できませんでした。その違いに気づいたのは、２年後の２０１４年に会の活動をしてフーチを取り入れるようになってからです。

私自身がフーチを覚えたのは入院中でした。入院時、相部屋で人に哀れな姿を見られたくないからと個室に移ってみたものの、今度は孤独になって、一人でテレビを見て過ごすしかない毎日でした。

ちょうどその時期にフーチを覚え、病院で処方された12種類もの薬を一つひとつフーチで確認したところ、自分に必要なのは2種類だけでいいことがわかったので、主治医とケンカして、自己責任で2種類だけに減らしました。

現在、私の後遺症と言えば、片足が少し不自由なのと喋っているときに多少口元が緩むくらいです。とはいえ、以前のように杖に頼ることもなく歩け、病院の定期検査でも56項目あるうち、わずかに基準値を越えているのは6項目くらいで、普通の生活を送れています。

以前は、私が外出していると家族が心配して2時間おきくらいに電話をかけてきていましたが、今は目崎代表と呑《の》みに出かけてもまったく電話がかかってきません（笑）。5月の連休中も、朝晩畑仕事をしていた私の元気な姿を見ているので、安心してくれています。

今私がこうして元気でいられるのは、退院したときに目崎代表から声をかけてもらったおかげです。代表も、セミナーや講座などで私のことを「ここにいい見本がいます」と紹介してくれます。

個人的に摂取しているサプリメントは、ミミズの酵素があり、これは飲むことで血栓を溶かす唯一の成分として世界的に知られているものらしいです。

フーチで自分のエネルギーパワーを確認したりしながら遠隔でエネルギーを相手に送ってあげると、それが自分に返ってきます。

当初はまだそのことが信じられませんでしたが、やっていくうちにそれが実感できるようになり、また、プラナヒーターを使っての施術経験も徐々に増えていきました。遠隔セラピーをやるようになった当初、特に嬉しかったのは、遠隔でエネルギーを送ったときに、すぐに相手から「佐藤さん、今、送ってくれましたか!?」とメールが届いたことです。

その頃から、膝や腰などの痛みを抱えた人が多かったのですが、実際に依頼者が喜んで感謝してくれる、その嬉しい反応によってずいぶん力づけられてきました。

目崎代表のおかげで、プラナヒーターに加えてフーチを使った遠隔セラピーを始めるようになり、新潟だけ守備範囲が広がったわけですが、当会が精力的に活動できるようになったのはスタッフに川瀬さんが入ってくれたことが大きかったです。

彼が、私たちが苦手なパソコンを駆使してホームページを作成してくれたり、講座のテキストを作ってくれて、セミナーや講座ができる体制が整ったからです。

今の私のモットーとは、笑顔の「笑」で、最初は痛みなどで苦虫を噛み潰《つぶ》したような顔をしている人でも、帰るときには笑顔になってもらうような施術を心がけています。

それは私自身が病院にいる間、ずっとできなかったことだからです。

目崎代表は今、遠隔セラピーに専念していますが、私は主にプラナヒーターによる施術を担当しています。

これからも目崎代表の言うことは何でも聞く覚悟で、一人でも多くの苦しんでいる人に一日も早く笑顔になっていただけるよう、この活動を続けていきたいと思っています。

◎遠隔セラピー体験者　徳島県60代男性　Aさん
3週間で腎臓《じんぞう》の腫瘍《しゅよう》が消え、脳梗塞や大動脈《だいどうみゃく》瘤《りゅう》解離《かいり》も改善！

私の仕事は柔道整復師で、自分の治療院でプラナヒーターを使っているのですが、目崎先生とは羅天清研究会のつながりでお目にかかっていました。

筋の硬結を取るのが専門で、プラナヒーターを併用することで患者さんの治療効果が高まることがわかっていたので、もともとテラヘルツ波には関心があったのですが、目崎先生に施術をお願いすることになったのは、私自身が大動脈瘤解離になって入院し、そのとき（２０１５年5月）腎臓に腫瘍が見つかったのがきっかけでした。

最初は経過観察をしていたのですが、半年後の検査で「手術が必要」と言われ、心の準備ができていなかったので、担当医に「もう少し待ってください」とお願いし、抗がん剤の問題も知っていたので、目崎先生に相談した次第です。

目崎先生にお願いしてから、ちょうど3週間（21日目）で腎臓の腫瘍が消えたのがフーチで確認できました。フーチはそれまでに習得していて、身体もずいぶん軽くなっていたので、「腫瘍が消えたんだろうな」と思っていたら、同じタイミングで目崎先生から電話が入って、「おめでとう！」と言われたので、それが確信に変わり、大感激しました。

担当医は切りたいようでしたが、画像を見て「エッ!?」という表情をして、切除しなくてもいい状態になっていました。

大動脈解離に関しては、退院時（6月）には傷口がまだ引っ付いていない状態だったので、佐藤清先生に相談して遠隔でテラヘルツ波を送っていただき、その半年後（12月）に動脈解離の検査に行ったら、少し痕《あと》は残っているものの特に問題はない状態になっていました。

こうして、2015年9月にがんを治していただいてから数カ月後に目崎先生にお会いし、遠隔療法講座のお誘いを受けて、翌年の3月の講座に参加させていただきました。

そのときに改めて遠隔セラピーの力を実感し、最初は自分にできるかなと不安でしたが、帰ってから家族に送ってみたり、必要な患者さんにも使ってみて、自分のエネルギーパワーが上がるにつれて相手から「調子が良くなった」との反応も増え、効果も上がるようになりました。

パワーが上がると患者さんに触れただけで、霊が離れるのがわかるのですが、遠隔セラピーの場合、相手に憑《つ》いている霊によっては、こちらのパワーが足りないと完全に浄霊ができないこともありました。

そして、翌年、今度は自分が脳梗塞のような状態になったので、すぐに目崎先生に電話を入れて遠隔セラピーで治していただいて事なきを得、その後、2度目の大動脈瘤が破裂したのでまた目崎先生にフーチで原因を探ってもらったところ、やはり原因は霊障で、遠隔セラピーで浄霊をしていただきました。すると、わずか3、4日で血管が元の状態に戻り、1週間で仕事に復帰できました。

そんな経験を重ねてきたので、施術者のエネルギーパワーの重要さと浄霊もできる遠隔セラピーの効果については身をもって実感しています。

同じ仕事をしている息子も遠隔療法の講座に参加したのですが、今息子が受け持っている患者さんで、趣味でマラソンをしている45歳の女性がいて、週1回の治療と遠隔セラピーでエネルギーを送るようになったら彼女のタイムがどんどん上がっていって、県大会で優勝するなど、周囲の人たちも驚くほど元気になっています。

私自身、40年も治療をやっていると、患者さんの身体（患部）に悪想念や憑依霊《ひょういれい》が憑いているのがすぐにわかるので、筋の硬結を取ることに加えて遠隔セラピーによる浄霊でエネルギーをきれいにしてパワーを上げていくことができるこのセラピーはとても助かっていますし、自分自身のパワーを上げていくためには、一人でも多くの人を助けていくことが大事だと痛感しています。何よりも人から感謝されることでパワーが上がるからです。

実際に患者さんが元気になってくれて、45歳のマラソンランナーの方のように本当の実力を発揮してもらえるのが嬉しい限りです。

◎遠隔セラピー体験者　東京都50代女性　Sさん
パニック障害と腎臓の恐怖が取れて、自分でもびっくりするほど元気になった

目崎先生のことを知ったのは、『超微小知性体ソマチッドの衝撃』という本の中で紹介されていたのを読んだのが最初でした。

ソマチッドについてもその本で初めて知ったのですが、それが見られると書いてあったので、インターネットで検索して東京の説明会に行くことにしました。

行く前は半信半疑でしたが、行ってみたら、顕微鏡で明らかに血液中のソマチッドが増えているのがわかったので驚きました。

私は人混《ひとご》みがダメなパニック症候群のため、電車に乗れず、遠く離れた職場までいつも自転車で通勤していて、説明会に行くときも自転車で1時間半くらいかけて会場まで行ったのですが、その話を目崎先生に伝えたら、「遠隔で送ってあげます」と言ってくださり、身体がとても熱くなってきてエネルギーを送ってもらっているのが体感できました。

他にも、運が開けたように物事が順調に運ぶようになって、年齢の割に自営の仕事も休みなしでぶっ通しで続けられたり、事情を知らない会社関係の人たちからも、「Sさん今、きてるねー!」などと言われています。

今となっては元気なのが当たり前になっていますが、あらためてふり返ってみるとこんなにも変わった自分にびっくりです! これも遠隔療法のおかげで、きっと私の中のソマチッドが元気になったんだろうなって感じています。

◎遠隔セラピー体験者　東京都　Sさんご夫妻

【妻】知人の不調が改善し、寝たきりだった父も歩けるように……

私は30代のときに流産した子どもの魂が見えたり、主人にも信じてもらえないようないろんな不思議な体験をしてきました。目に見えない世界や魂のことをいろんな先生方から学びながら、一人で自分のお店を切り盛りしてきたのですが、会社勤めをしていた主人は、そんな私を傍で見守ってくれていました。

40代になってからは、いろんな人から相談を受けるようになって、それならこの先生、あの先生がおすすめと紹介していたのですが、自分自身が全身アトピーになって顔がパンパンに腫《は》れ上がり、まったくお手上げ状態になりました。

そんな折、今度は主人から九州にいる歯科医の先生のことを教えてもらい、その先生の特別な治療を受けたら、アトピーが良くなるという経験もしました。

また、ヒーリングも習って、不調の方にやってあげたこともあり、1カ月後にその人が夢に出てきて「ありがとう」と言いながら私の大好きなパンをくれたという体験もしました。

その後、テラヘルツ関係の製品を扱っている方から「すごい人がいるよ」と目崎さんのことを紹介されて会に参加し、目崎さんとお会いしました。

そして当時、私が尊敬する人が体調不良になったことから、目崎さんに遠隔セラピーをお願いすることになり、また、父が寝たきり状態だったので、羅天清研究会の川瀬さんにも遠隔セラピーをしていただきました。翌日、実家に行ってみたら、母が「キツネにつまれたみたい！」と驚きながら、寝たきりだった父が自分で歩いてトイレに行ったと報告してくれました。それ以来、1年経っていますが頭もはっきりしていて元気です。遠隔セラピーのすごさを目の当たりにしました。

一方、主人の方は、会社を辞めた後、別の会社に誘われて入ったのですが、周囲の人からひがまれたりして人間関係で悩むようになって……間もなく職場を辞めたのですが、ひどく落ち込んでうつ状態になってしまいました。

その頃、すでに私は目崎さんと交流があったのですが、主人が私に「これから何をしたいの？」と聞いてきたので、「人のために役立つんだったら、いつか遠隔セラピーをやってみたい」と答えたところ、何と主人が自分から「やってみたい」と言ったのです。

それで私よりも早く主人の方が遠隔セラピーを学ぶことになり、新潟で講座を受けて帰ってきたら、これを「一生の仕事にしたい」と言いました。

肩がうなだれ、見るからに苦しんでいるのがわかる主人の後ろ姿を見ていたので、受講してから、背中がまっすぐになった見違える姿を見て、これはすごい！　これは神様からのプレゼントだと思いました。

私の場合は、特に声を出せないペットたちのために遠隔セラピーを学びたいと思っています。動物たちが病院で痛い思いをしなくても、遠隔セラピーで病気を治して元気を取り戻せるお手伝いができる人になりたいです。

【夫】遠隔セラピーを受け入れてくれる方たちに徐々に広げていきたい

最初に家内の方が目崎さんと出会い、会のお手伝いをさせていただくようになって、その後で、私の方が遠隔セラピーの講座に出させていただきました。

私は長年勤めていた会社を定年退職した後、別の会社に入り、そこで65歳まで勤める予定でした。

ところが、人間関係でいろいろあって、精神的に具合が悪くなりかけていたのですが、そんな折り、家内から目崎さんたちの会の話を聞いたのです。

目崎さんが家内に遠隔セラピーの講座をすすめてくれたのが2017年の2月だったのですが、私はその話を聞いて、すぐに自分が受けたいと思い、締切りの3日前に申し込んで3月の遠隔療法講座を受講させていただきました。

それまで私は、家内とは違ってスピリチュアルなことには深入りすることはなかったのですが、ヒーリングをされているN先生の会や気功師の先生のところに家内について参加したり、不食の弁護士で知られる秋山佳胤《よしたね》先生のカウンセリングなども受けていたので、そういう世界があるのは何となくは知っていました。

なので、目崎さんのところでも人を遠隔セラピーで良くしてあげられるのはすごいことだと思ったのと、本当に自分でもできるのかなという気持ちもありましたが、とにかく講座に行ってやってみようという気持ちで新潟に向かいました。

ところが、いざ講座が始まったら、2時間経ってもまだ半信半疑で、一瞬「帰ろうかな……」という気持ちがよぎったものの、決して安くない費用を払っているのでそうもいかず、目崎講師の話に耳を傾けていました。

その後、同じ受講生のお母さんが具合が悪いので皆でエネルギーを送ってみましょうという実習に入り、その辺りでやっと「本当にあるんだなぁ」と思えるようになりました。

それからフーチを使った実習に移ったものの、私の場合はすぐには動きませんでした。何度やっても回らないのでダメなのかなと思って、隣の席の方を見たら、彼は3度目の受講だったようで、みごとにフーチを使いこなしていました。

それを見ながら、フーチを使うには無心にならないといけないのかなと気づいて、やってみたら少しずつ動くようになりました。

一心に相手のことを想って、その人を治してあげたいという気持ちでエネルギーを送ればいいということがわかり、フーチが回るようになってからは楽しくなり、夕食後のカリキュラムに入った頃には気持ちの整理ができて、これを仕事にしていきたいと思えるようになりました。

夜の懇親会では、顕微鏡が捉えたソマチッドをテレビ画像で確認したり、佐藤さんたちからもいろんな話が聞けて、自分の中で腑《ふ》に落ちて、本当にこんな世界があるんだと確信が持てました。

また、その日はたまたま佐藤さんのお客さんが会場に来られていて、普段佐藤さんがベッドの上でやっている施術をその場で見せてもらえたことも勉強になり、すごい活動をされているんだな、と感心しました。

一番最初に家内から話を聞いていたときには、それほどでもなかったのですが、実際に自分でフーチをやってみたり、他の人の体験談を直接聞いたり、ソマチッドを画像で見ることなどによって自分でよく納得できたので、思い切って講座に参加して良かったです。

戻ってきてからは、二人の方に遠隔で送らせてもらっています。一人は知人の娘さんで、くも膜下出血と自律神経などに障害があり、目崎さんにもエネルギーを送っていただいていて、もう一人は腹痛がある知人で、体験会にも参加してもらったことがあります。

毎日、朝晩2回、もう2カ月ほど続けているのですが、遠隔セラピーをやる前と今の状態をフーチの測定盤で確認したところ、腹痛の知人はもう大丈夫なようで、娘さんの方もお母さんの話ではだいぶ落ち着いてきているそうです。

私自身の変化としては、考え方が変わってきたように思います。今までは1＋1＝2という考えで、枠の中で生きていたのが、遠隔セラピーを行うことを通して、今はお互いに信じ合うことの大切さと、世間でよくある派閥の枠を超えて、誰とでもつながりを持てるんだということを実感しています。

以前、胸が苦しくなったとき、佐藤さんに遠隔でエネルギーを送っていただいたことがあったのですが、そのときもすぐに「いいよ！」と対応してくれて、背中がジワーッと温かくなって「あぁ、確かに来てるなぁ」と感じ、助けられたこともありました。

何でも相談できる講師や先輩方がいるので心強い限りですが、これを自分の仕事にしていくためには、それなりに時間もかかるので、私の場合はこれ一本に絞って、やはり信じて共振共鳴してくれる方でないと難しいので、遠隔セラピーを受け入れてくれる方たちに口コミで徐々に広がっていけばいいかなと思っています。

◎遠隔療法講座　参加者　福島県40代男性　Oさん

胃の手術をした父が医師も驚くくらい元気が出てきて、あっという間に職場に復帰できた

私は3・11の震災で被災した後、マスコミの報道が信頼できなくなって、本当の情報は自分で調べなければという思いから、健康に関する情報をいろいろと調べていたところ、先輩から「こんな団体があるよ」と教えてもらって、羅天清研究会新潟に行き当たりました。

自分の一生がかかっているとの思いでセミナーに参加し、人を癒やす力を自分で身につけられたら、福島の人の不安も少しは減らせるかと思って遠隔セラピーの講座に参加したのですが、２日間の合宿によって、今までの常識がことごとく崩れ落ち、まずは習ったことを家族に対してやってみようと思いました。

すると、１回ですごい効果がありました‼　父親は80代半ばで胃の手術をした後、体重が激減して肺にも転移していたことから、寝たきりで老い先短いかなと思っていたのですが、遠隔セラピーをしたら医師も驚くくらい元気が出てきて、あっという間に職場に復帰しました。

弟はうつで仕事ができず、実家に引きこもり状態だったのが、父と同じように元気になって人前でもよく喋《しゃべ》るようになって、他の家族もいったい何があったのかと驚いています。

一番大きな変化があったのは妻で、結婚してから30年近く経っているので、夜の夫婦生活もずっと遠のいていたのが、遠隔を送るようになってから新婚時代のようなラブラブの関係に戻れて、それが今も続いています（笑）。

家族には私が遠隔セラピーでエネルギーを送っているとは言っていませんが、皆、送り始めてからすごく変わったので、私自身、とても驚くと同時にこれからが楽しみです。

講座を受講される皆さんも、疑う気持ちを外しさえすれば、きっと私と同じような感動が得られるのではないでしょうか。

私自身、参加する度に新しい気づきが得られ、この遠隔セラピーで福島から不安をなくしたいのと、身近な人を病から楽にしてあげたいと思っています。

◎遠隔療法講座　参加者　東京都　40代女性　Fさん
遠隔セラピーなら直接話ができない相手に対しても黙ってやってあげられる

今回で2回目の参加です。自分の身体の不調がきっかけで会に参加したのですが、最初からすんなり入れました。

去年の暮れ、主人の身体に前からできていた腫《は》れ物が急に大きくなってきたので、検査をしたら悪性だと言われ、目崎先生に相談しました。私は看護師の仕事をしてきたのですが、今の薬漬けの医療のあり方に疑問を持っていたからです。

そこで、東京で勉強会があるというのですぐに参加し、もっと勉強したいという気持ちと、「もうこれしかない！」という気持ちで遠隔セラピーの講座に参加しました。

私はそれまで、レイキや他のヒーリングの資格も取って、人にもやってあげたりしていましたが、それを仕事にしようとは思っていませんでした。

他のヒーリングのやり方だと、事前に相手に説明をしたり、許可や同意を得てやらなくてはいけないので、よほど親しい関係でないとやりにくいし、効果があるかどうかもわかりづらい面があります。

でも、この遠隔セラピーであれば、直接話ができない相手に対しても黙ってやってあげられるし、いつでも気になったときやってあげられて、しかもフーチで確認できるので、やりやすいのです。

私自身も、仕事で忙しくて時間が取れない主人に対して遠隔セラピーでやってあげられるので、少しは役に立てているかなと思えて、気持ちが休まります。

主人の今の状態をフーチで確認すると100%振り切って元気になっていて、「すべて感謝だよね」などと会話ができたり、お互いにいい時間が持てるようになりました。

これも目崎さんが主人に遠隔でエネルギーを送ってくださっているおかげだと思いますが、以前、主人は担当医から「手術しかない」と強く言われて悩んでいたのが、そこで手術をせずに自分から「転院したい」と告げられたので、これも大きな変化だと思います。

娘や両親はこういうことを避けるタイプなので、話はしていませんが、私が遠隔セラピーをやっていたら、会話などから私に対するとても温かい反応が返ってくるようになりました。

前回の講座では自分のことで必死だったのでとても緊張していましたが、今回の講座では、リラックスして楽しみながらやることが大事なんだと感じました。

まず自分自身のエネルギーを上げながら自信を持つこと。そして、家族や親戚《しんせき》、困っている人などにもやってあげたり、すぐに病院に駆け込むのではなく、自力でも治せるということを少しずつでも人に話をするなど、今できることを地道に続けていきたいと思っています。

◎遠隔療法講座　参加者　新潟県　Kさん

人は変われるということを、身をもって経験できたことに感謝

私が羅天清研究会・新潟にご縁をいただいたのは、５年ほど前です。

私自身はどちらかというと、目に見えるものだけを信じるタイプの人間です。

それがどうして目崎さんの遠隔セラピーを受けるようになったかと言うと、私が1年間のうちに3回も入院したことがきっかけでした。

最終的には病院で手術をして、これで良くなるはずだったのですが、人間ドックの検査で肝機能の数値が異常に高く、主治医から「原因がわからないから薬も出せない。とりあえず経過観察をするしかない」と言われるはめに……。

それで月に一度の血液検査を続けることになったのですが、目に見えるものだけしか信じられない私としては、何も打つ手がないことへの不安と、劇症肝炎で死ぬのではという恐怖がありました。

そんな折り、ご無沙汰《ぶさた》していた目崎さんから「お元気ですか?」と電話が入ったのです。

そこで、かくかくしかじかと経過を話したところ、「じゃあ、僕が治しにいってあげましょうか?」と言ってくれたのですが、内心、「お医者様でもないのに……」と思って、「お気持ちだけいただきます」とやんわりお断りしようとしました。

それでも、目崎さんは「いやいや時間があるから大丈夫」と、当時私が住んでいた市まで車で駆けつけてくれて、プラナヒーターで施術をしてくださったのです。

そのとき、自分が何をされているかもわからなかったのですが、その後、検査に行ったら、肝機能の数値が１１０（ＩＵ／Ｌ）も下がっていたのです。最初の検査をしてからわずか３週間後のことです。

病院から帰宅して、数値が下がったのはもしかしたら目崎さんのヒーリングのおかげ？と思い、目崎さんに電話をしたら、「そんなものでしょうね」と一言。そんな体験がきっかけとなって会に参加するようになり、眼に見える世界しか知らなかった私が、４、５年かかって眼に見えない世界の話を「そうなんですね」とすんなり受け入れられるようになったのです。

人間は変わることができるということを、身をもって経験できたことに感謝しています。また、世の中にはいろんな健康法がありますが、それをすすめている人たちがどれだけ誠実か、ずっと寄り添いながら見守ってくれるか、そのような人としての信頼感がとても大事なのではないかと思います。

仮に、自分がそのような信頼できる人に出会いたいと思っても、叶《かな》わない場合もあることを思えば、おかげさまで目崎さんたちと良いご縁をいただいたことは、本当にありがたく、感謝しています。

佐藤さんや川瀬さん他、いろんな方々に教えてもらったり、気づかせてもらえることも多く、新たに「五色健康法」についても学ばせていただき、今回は思いがけず、受講生の方々の前で少し説明をさせていただく機会も得ました。

人よりも歩みが遅い私なりに、これからもずっと学び続けたいと思っています。

◎その他・遠隔療法講座の受講生たちの感想より（一部抜粋）

・研修会の中で何回か練習したところ自分のパワーが上昇し、無我の気持ちで行えば私にも遠隔セラピーができることに希望を持ちました。参加された皆様に私のために氣を送ってくださり、20分くらいでふるえが止まって気分が良くなり、ますます遠隔セラピーのすごさを実感いたしました（70代　女性）。

・私のエネルギーパワーが足りないときは目崎先生にパワーが上がるように送ってもらい、遠隔パワーについても自分だけではまだまだパワーが足りないので先生に送っていただいたら信じられないくらい上がり驚くばかりでした。体験談には感動しました（40代女性）。

・今までだらだらしていましたが、とてもとても目覚めました。早く起きて毎日しっかり朝夕腰の痛い人、耳鳴りの人はエネルギーパフーを送って助けてさしあげたいと思い浄霊もやって元気にやりたいと思います（70代　女性）。

・初日体調が悪く、休憩時間にもう席に戻れないのではというくらいになりましたが、母が想念で遠隔をしてくれたおかげで急に具合が良くなりました。貴重な経験ができました（50代　女性）。

・思った通りの大変良い講習でした。今まで以上に人助けできると思いました。いつまでも目崎先生にばかりお世話になっていられないかと思いこれから一生懸命頑張りたいと思います（70代　女性）。

・実際フーチを使って相手の考えていることや一致した結果が出るようになった。本当に困って何かできないかという人を見つけたら、先生方に聞きながら、カウンセリングができるようになりたい（60代　男性）。

・自分の病気を治してから、家族・知人に、さらに世のため人のため、困っている方のお手伝いができればと思い勉強しております。3回の受講でフーチー遠隔療法への確信が持てました（70代　男性）。

・うちにいるとなかなか共鳴できることがないのですが、共に学ぶ場所にいることで話が通じて共感でき、このような場が広がっていったら良いと思います。そのために自分も何かに協力していけたらと思います（50代　女性）。

・今までだと、治らないとあきらめていた病気でさえも治るという希望が持てました。またそれらの方々を自分が治してあげられる存在として知識や技術が修得できることがとても嬉《うれ》しいです（40代　男性）。

・自分で知っている人の中にいろいろな障害を持っていらっしゃる人がいるので、そういう人に遠隔を送って少しでも元気になってもらって、私自身も高齢になってだんだん思うようにならなくなるので、少しでも長く自分の力で動いたり楽しんだりしたい（80代　男性）。

・1泊の勉強会で受講者の方といろいろなお話ができ、参加された方の想いを知ることができました。皆さんの想いやお話を今後の自分の仕事に役立て、たくさんの人のお役に立てるようになりたいと思いました（40代　女性）。

・これからは、あの病気持ちの人が人の治療をしていると言われても、自分の今までの苦しさが良くなってきていることを伝えながら笑われないように、身内兄弟、友人などに少しずつすすめていけるように日頃の訓練を大切にしたいと思います（70代　女性）。

・ここに来ると元気が出ます。元気で帰れます。目崎先生とお会いすると体調が良くなります。やっぱりいいものだ！　本物だ！　と再認識できました。自分もエネルギーアップして、自信につながります（50代　女性）。

おわりに

目崎正一

この場をお借りして、少しだけ私、目崎の個人的な話を述べさせていただきます。

これまでの私の人生は、まさに波瀾万丈《はらんばんじょう》でした。

専門学校を卒業してからいろんな仕事をしてきましたが、どれも長くは続けられず、タクシーの運転手をしていた時期もありました。

若い頃には、自分で二つの会社を興したものの、結局、破産させることはありませんでしたが、2社共自主閉鎖しました。

会社で一番大事なのは、従業員に毎月きちんと給料を払うことですが、それまで私の会社はまさに自転車操業でした。

そして、金融の引き締めがあったとき、銀行から借り入れができなくなって資金繰りができなくなり、このままでは従業員の給料を払えなくなると思い、50、60人いた従業員のうち数人だけ残ってもらい、後の人たちを全員知り合いの会社に移籍をしてもらったのです。

そのとき、これで従業員の人たちの家庭を壊さずに済んだ、会社は経営者の私物ではない、従業員皆のものだからと、ホッと胸をなで下ろしたものです。

でも今となっては、失敗という意識はなくて、どれも人生の中での一つの経験だったと思えます。

そしてもう一つ、過去に私の人生観が大きく揺さぶられたことがありました。

それは私の知人が40代のときに自殺をしたことです。

その彼が、体調が悪く、金銭的にも行き詰まっていたときに私に会いに来てくれたのですが、私はそんな彼の事情をまったく知らなかったので、何もしてあげられずにそのまま別れました。

彼が自殺したのは、その数日後でした。

彼のつらさを理解できなかった、手助けをしてあげられなかった自分の力不足に対してものすごく後悔して、人のために何をしたら良いのか、ずっとそれを考えてきました。

50歳になって、これから新たに何かを始めようと決意したのもつかの間、今度は中越地震で被災して、何もできずに悶々《もんもん》とした日々を過ごしました。

やがて60歳が近づくにつれ、「自分は何のために生まれ、何のために生きてきたのか？」と考えるようになり、「何か人のためになることを遺したい」と強く思うようになりました。

そんな折り、村上龍さんの『55歳からのハローライフ』（幻冬舎）という本を読んでピンときました。この本は、多くの人々が将来への不安を抱えている中で、不安から目をそむけず新たな道を探り、人生の再出発を遂げていく物語です。

ならば、それにならって、中高年であっても、あるいはリタイアしてからでも、「もっと社会に役立てる、生きがいが持てる仕事ができるはず」と思ったわけです。

そしてまた、これからの高齢社会では健康問題が一番大事だろうということから、健康に役立ついろんな方法や製品を調べるようになり、サプリメントや水を扱いながら、そこで出会ったのがテラヘルツ波でした。

それがきっかけとなって遠隔セラピーを始めるようになったのは、本文で述べた通りです。

遠隔療法の講座を設けたのも、これによって経済的な自立と人のために役立つ仕事の両立ができるのではないかと考えてのことで、今は、同じ思いを共有できる仲間たちと、それぞれが自分の食いぶちを持ちながら、皆で協力しながらやっていけるグループをつくるために頑張っているところです。

他人のためという気持ちを持って、人のために尽くせる仕事ができることの喜び。

これを私なりの表現にして、手帖《てちょう》に記しています。

「**利他の心を知り　他者貢献できる喜びを知る**」と。

もしも会社が倒産したり、早期退社を迫られても、そこでただうろたえるのではなく、平然と構えていられる基盤があれば、その後の人生もイキイキと生きられるはずです。

年金をいただきながら持ち家に住んでいる人なら、だいたい月10～15万円ほど、賃貸マンションなら月20万ほど自分で稼げれば、何とか生活が維持できるでしょう。

ならば、フーチー遠隔療法士の資格を取って独立し、テラヘルツ波などの確かな商品を販売するなどすれば、そのくらいの個人収入が得られて、人に役立つ仕事もできる。

苦しんでいる人や悩んでいる人たちの相談に乗ってあげて、カウンセリングの技術も身について、自分自身の成長にもつながる。

人を助けることと、経済的な自立を両立させる道としてのフーチー遠隔セラピスト。

そのような活動を展開するために、私どもではこの度、「一般社団法人てれせらぴー」

を設立しました（２０１７年4月14日）。
櫻井喜美夫先生が、当法人の最高顧問を務めてくださり、今後とも遠隔セラピーの普及のためにご尽力いただけることは誠に心強い限りです。当面の目標としては、新規会員４００名、フーチー遠隔セラピスト60名を目指しており、私どもの思いに共鳴できる方々の物心両面にわたるご協力をお願いできればと考えております。

最後になりましたが、この度、櫻井先生とヒカルランド石井社長様とのご縁により、遠隔セラピーに関する共著を出版させていただけましたことに対して、あらためて深く感謝申し上げます。

【参考文献】

上部一馬（著）『超微小知性体ソマチッドの衝撃』ヒカルランド刊
増川いづみ×福村一郎（共著）『超微小生命体ソマチットと周波数』ヒカルランド刊
デヴィッド・R・ホーキンズ（著）　エハン・デラヴィ／愛知ソニア（訳）『パワーか、フォースか』三五館刊
櫻井喜美夫（著）『爬虫類脳の奥底に眠っていた《龍神脳》の遺伝子がついにSwitch On! 日本の龍人たちよ、一厘の仕組みに目覚めよ！』ヒカルランド刊

櫻井喜美夫　さくらい きみお
京都発明光房代表。霊能師・シリウスチャネラー・発明家・画家。
出口王仁三郎聖師の霊統を引き継いだ霊能師として、全国各地において成仏や場を清める儀式を始めるとともに、30代からは大本裏神業《うらしんぎょう》の追体験を始め、現在もそれらをたばねる神業を続けている。30年以上鉱物の研究に携わってきた経験・知見により、特殊セラミックスを使用したオリジナルのエネルギーグッズを開発。なかでも強力なテラヘルツ波を発する天然鉱石を使った各種グッズは、各方面から熱い注目を浴びている。
著書『出口王仁三郎の遺言』『出口王仁三郎の大復活』『出口王仁三郎の黄金鏡』(すべて太陽出版)。『爬虫類脳の奥底に眠っていた《龍神脳》の遺伝子がついにSwitch On! 日本の龍人たちよ、一厘の仕組みに目覚めよ！』(ヒカルランド)

目崎正一　めざき しょういち
「一般社団法人てれせらぴー」代表。1946年新潟県生まれ。2010年に「健康に戻す波動」としてのテラヘルツ量子波に出合い、研究を始める。2012年佐藤清先生のテラヘルツ発振器「プラナヒーター」に衝撃を受け、氣経絡調整法を学ぶ。その後、新納清憲先生から難病と憑依霊《ひょういれい》との関係やフーチでの確認方法を学び、さらに、櫻井喜美夫先生に「テラシート」や「シリウスボール」を製作してもらい、施術に用いる。2016年「フーチー遠隔療法」を商標登録し、一般向けの講座（会員制）を立ち上げるとともに、依頼者が傍にいなくても癒やせる遠隔セラピーを世に広めるためのさまざまな活動を続けている。

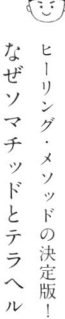

ヒーリング・メソッドの決定版！

なぜソマチッドとテラヘルツがあらゆる病気を癒やすのか

誰にでもできる奇跡の遠隔セラピー

第一刷　2018年5月31日
第三刷　2024年11月11日

著者　櫻井喜美夫
　　　目崎正一

発行人　石井健資
発行所　株式会社ヒカルランド
〒162-0821 東京都新宿区津久戸町3-11 TH1ビル6F
電話 03-6265-0852　ファックス 03-6265-0853
http://www.hikaruland.co.jp　info@hikaruland.co.jp
振替　00180-8-496587
本文・カバー・製本　中央精版印刷株式会社
DTP　株式会社キャップス
編集担当　小暮周吾

ISBN978-4-86471-639-0

スキルアップ講座のご案内　㈳てれせらぴー

あなたの体験が同じ悩みを持つ人を助けてあげることが出来ます！

テラヘルツ量子波や遠隔ヒーリングを体験して元氣を取り戻したら恩返しをしましょう！

スキルアップ講座初級コースは登録すればどなたでも参加は可能です。自分自身が持つ氣（エネルギーパワー）を増幅させ家族や知り合いが困った時に恩返しが出来るよう、健康増進と氣の増幅を日々実践できるように学んでいただく講座です。

初級コース　修得内容

テラシート・プラナヒーター基本使用方法
施術時の心構え
筋反射テスト　基本的な使い方
フーチの基本的な使い方
エネルギーの測定方法
ソマチッドの基礎知識
生活習慣病予防の方法

中級コース　修得内容

症状別使用法
筋反射テストの応用
フーチの応用
氣を遠隔で送る基本
氣功法の応用
代替医療の基礎

遠隔療法講座　修得内容

カウンセリングの実践
遠隔ヒーリングの応用と実践
遠隔での浄霊のやり方
遠隔療法士としての心構え

項　目	料　金	期　間	特　記
登録料金	20,000円		初級用テキスト＆測定フーチー版プレゼント
初級コース	—	１ヶ月	初級用テキストと Web 視聴で学びます。
初級コーススクーリング	3,000円／１回	隔月開催予定	実技指導と研鑽会　※中級者は1,000円／１回 ※希望者は勉強会等にて初級検定を実施します。
初級検定	１ヶ月の間にテストもしくは体験カードの提出 ２回目以降3,000円／１回		・体験カード10人分提出・体験会３名以上参加・エネルギーレベル測定で自分を含め講師の測定結果が合格点レベル以上が望ましい。
中級コース受講料	30,000円	２ヶ月間	受講料を納入後に正規版フーチーセット進呈
中級コース参加者年会費	1,000円×12月	受講月より	・体験会へは無料で参加でき実技体験できる。（講演会・講座は除く）
中級コーススクーリング	3,000円／１回	隔月開催予定	検定前勉強会など ※希望者は勉強会等にて中級検定を実施します。
中級検定	・検定テストで合否判定 ２回目以降3,000円／１回		・体験カード30人分提出・体験会および講演会へ10名参加実績・エネルギーレベル測定で自分を含め講師の測定結果が合格点レベル以上が望ましい。
フーチー遠隔講座	370,000円（初級・中級含む）	１泊２日	フーチーでの測定レベルの上達と憑依霊を浄霊する方法を学ぶ。
フーチー遠隔療法士認定	・フーチー遠隔療法講座受講後、日々遠隔ヒーリングを行い、カウンセリングシート50人分を製作し提出・講師より合格を受けたものを認定する。		

各講座は Web サイトで講義内容を学習していただくと共に実際の検証を積み重ねていただく形で行います。
☆申し込みは HP から　http://terahz.pw/

【連絡先】
一般社団法人てれせらぴー／羅天清研究会・新潟　代表：目崎正一
所在地：新潟県長岡市若草町 2-8-4　URL：http://terahz.pw/
事務局　担当：目崎　090-2996-2112

QR コード

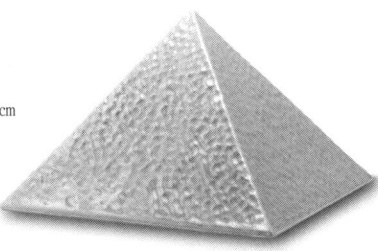

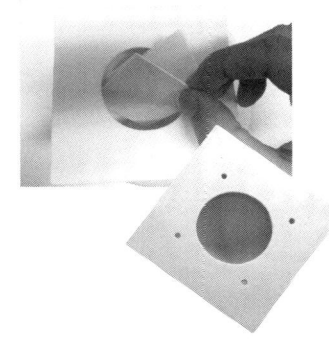

シリウス星の叡智をかたちにした櫻井喜美夫共鳴波動グッズ

時、私の手元にあった石を社団法人日本テラヘルツ協会会長である新納清憲《しんのうきよのり》氏が測定されると、群を抜くテラヘルツ波放射が確認され「キミオライト」と命名してくださりました。テラヘルツ関連業界でも話題となり、今では各社の浄水器に活用されています。

「月」から多く放射されているテラヘルツ波は、動植物の細胞水に転写され同調しているようです。臓器の名称に「月偏」が多いのも象徴的です。

さて聖師様は原爆投下の直後、広島の「土」を取りに行かせて、土壌が死んでいないかを確認されたそうです。龍体たる日本列島の大地は龍体の皮膚に相当します。土を蘇らせるのは微生物です。そこで超微小知性体の古代ソマチッドを含む風化貝化石に注目しました。ソマチッドは電子がないと働きませんが、キミオライトには電子を供給する働きがあります。電子が増えるほどソマチッドは生命力を増します。「シリウスボール」は、その２つを融合した特殊なセラミックです。

ちなみに北海道のアイヌの人たちは、樺太で採掘されていた「ラジオン」という鉱石を代々病気治しに使っていました。戦前、日本の軍医によってペニシリン（抗生物質）の代用とされていたほどで、膨大な臨床データも残っています。ひどいケガで化膿しても、粉末を患部に塗るとすぐに治癒したそうです。戦後ペニシリンが普及する以前には、北海道の病院や旧国鉄病院などでも使われていました。現在は採掘ができない状態ですが、キミオライトはそのラジオンを上回る振動を発しています。おそらく聖師様が祀っていた石と同じ働きを成すものであり、新たな時代の「龍」と「龍族」たる日本人の目覚めを促す聖なる宝の石です。これを活用することは、聖師様から託された魂のバトンだと感じています。

◎魂は電子を帯びたプラズマ

魂は電子を帯びたプラズマです。不成仏の霊は電子が欠けた状態（不対電子）として、他人や土地にプラズマ憑依《ひょうい》している。ですから電子を与えれば、宇宙に戻してあげられるのです。生体電流で動いている肉体は、機能が完全オフになると「霊魂」から「霊魄《れいはく》」のプラズマ体に戻ります。宇宙のプラズマに共鳴するには充分な電子が必要なのです。

テラヘルツ波動と自由電子を含んだ「除霊主意《じょれいすい》」を噴霧すると瞬時に電子がたっぷりチャージされ、場が清まったり、食べ物がおいしくなったりします。

テラヘルツ波や自由電子は、これまでの錆《さ》びゆく強酸化型の物質や生き方のかたよりを修正し、還元力によって陰陽バランスをはかります。私がシリウス星でまなんだ叡智を活かしたグッズを用いることで、宇宙の調和に向けて波動を高めていくきっかけになればと思っております。

古代微生物「ソマチッド」＋テラヘルツ鉱石「キミオライト」が融合したパワー・セラミック

新シリウスボール

■２個入り 24,000円（税込）

― リニューアル ―

新シリウスボールは焼成温度を約25度高くし、強度が増して落としても割れにくくなりました。

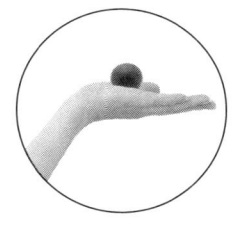

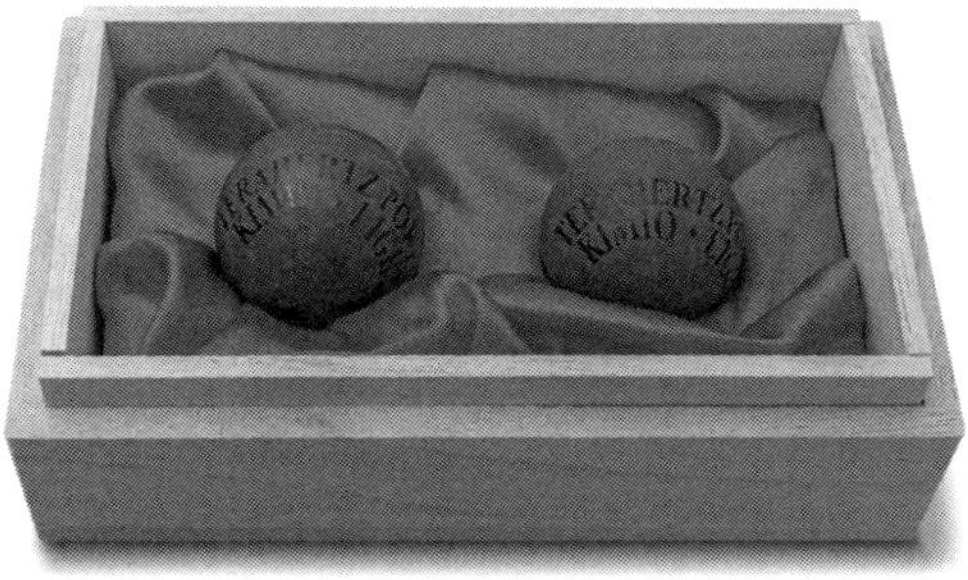

＊商品仕様、デザイン、価格は変更になる場合があります。

健康と成長、若返りの共鳴周波数をいつも携帯すれば、テラヘルツ振動で心身を活性化。飲水に入れれば分子をクラスター化。手に持って深い瞑想へのいざないに。ヒーリングに活用される施術家もいるほど。用途は工夫次第！

●原料：キミオライト＋貝化石（70%）、トルマリン、磁鉄鉱（各５%）、ガイロメ粘土（20%）

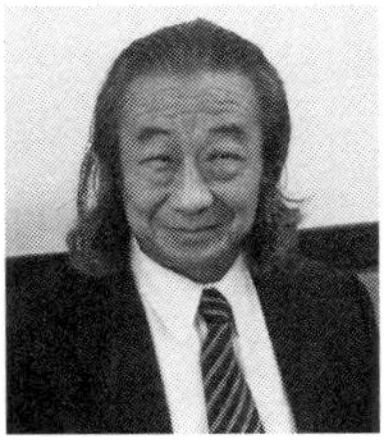

櫻井喜美夫氏

京都発明光房代表。シリウスチャネラー・発明家

大本《おおもと》教の出口《でぐち》王仁三郎《おにさぶろう》聖師《せいし》の霊統を引き継いだ櫻井《さくらい》喜美夫《きみお》氏は、除霊や成仏、場を清める儀式を全国各地で続けています。また魂の故郷であるシリウス星で受けた啓示をもとに、地球の波動をアップさせるグッズでも人気を集めています。そんな櫻井氏にお話をうかがいました。

◎現代の霊石シリウスボール

櫻井家は代々、出口《でぐち》王仁三郎《おにさぶろう》聖師《せいし》様の大本裏神業として龍神を祀《まつ》ってきたのでご神体石との縁が続いておりました。霊石、薬石の意識体が「私を生かしてほしい」と呼びかけてくる、「キミオライト」もその１つです。「生命エネルギー光線」と呼ぶ科学者もいるテラヘルツの高周波が、近年注目されております。ある

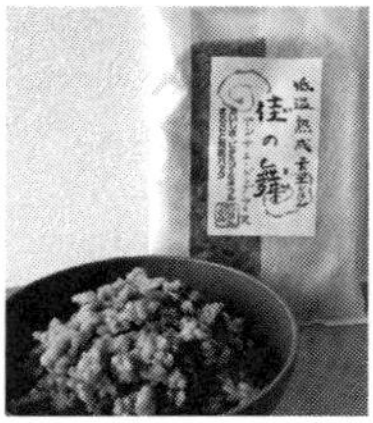

低温熟成玄米ごはん「佳の舞」

名称：米飯

商品説明：体の元気を取り戻す、もちもちの低温熟成玄米ご飯！

原材料名：淡路島産を中心とした有機栽培米を使用、玄米、あずき、黒米、藻塩（淡路島産）

アレルギー成分：なし

内容量：200g

賞味期限：１年（直射日光を避け、常温保存してください）

【お召し上がり方】

温めなくても美味しく食べられるよう工夫して作っています（非常食扱い商品）。温めてお召し上がりいただく際は……

■電子レンジの場合（500W～600W）：内袋に２、３箇所小さい穴をあけ、約１分～１分30秒加熱してください。加熱直後は熱くなりますのでお気を付けください！

■湯せんの場合：沸騰したお湯の中に内袋をそのまま入れ、約３～４分温めてお召し上がりください。

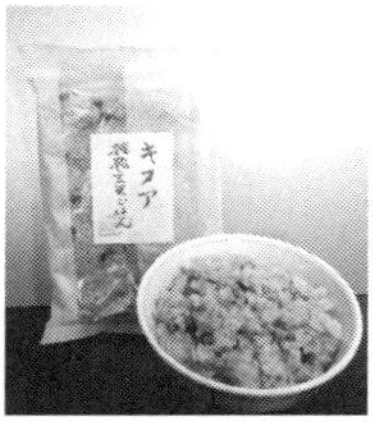

キヌア雑穀玄米ごはん

名称：米飯

商品説明：今話題のキヌアを製品化しました！　NASAも注目しているキヌアは、栄養価が高くバランスのとれた食材で、カルシウム・マグネシウム・鉄分を多く含み、ダイエット・美肌効果と女性の大きな味方です!!　アンデスの「金の穀物」と呼ばれるキヌアは、ボリビア政府から妊産婦の方々に体力をつけるため無償で配布されるようです。

原材料名：玄米（国産）、５分づき玄米（国産）、赤米（国産）、黒米（国産）、キヌア（ボリビア産）、もちきび（国産）、もちあわ（国産）、藻塩（淡路島産）

アレルギー成分：なし

内容量：200g

賞味期限：１年（直射日光を避け、常温保存してください）

【お召し上がり方】

■電子レンジの場合：内袋に２～３箇所小穴を開けて、約２分間加熱して下さい。

■湯せんの場合：沸騰したお湯の中に、内袋をそのまま入れ、約５～６分温めて下さい。

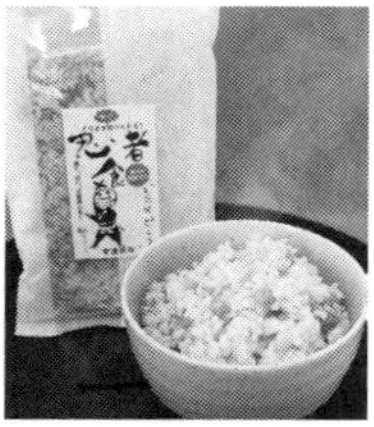

忍者食（玄米ピラフ）

名称：米飯

商品説明：にんじん・青豆・コーンに淡路島の玉ねぎをたっぷり入れ、コンソメ味に仕立てて食べやすくしました!!

原材料名：玄米（国産）、赤米（国産）、黒米（国産）煎り大豆（淡路島産）、味噌、藻塩（淡路島産）

アレルギー成分：なし

内容量：200g

賞味期限：１年（直射日光を避け、常温保存してください）

【お召し上がり方】

温めなくても美味しく食べられます（非常食推薦）。

■電子レンジの場合（500～600w）：内袋に２～３箇所小穴を開けて、約１分～１分30秒加熱して下さい。

■湯せんの場合：沸騰したお湯の中に、内袋をそのまま入れ、約３～４分温めて下さい。

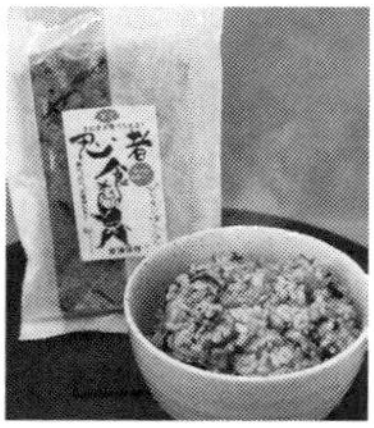

忍者食（ひじきごぼうごはん）

名称：米飯

商品説明：淡路島の海岸で採れたひじきをたっぷり使用しています。ひじきにはミネラル・ビタミン類・カルシウム・マグネシウム・リン・鉄分、そして食物繊維が多く含まれ、血行促進・貧血予防などたくさんの効能があります。

原材料名：玄米（国産）、赤米（国産）、黒米（国産）煎り大豆（淡路島産）、味噌、藻塩（淡路島産）

アレルギー成分：小麦、大豆

内容量：200g

賞味期限：１年（直射日光を避け、常温保存してください）

【お召し上がり方】

忍者食（玄米ピラフ）と同上

ご注文はヒカルランドパークまで TEL03-5225-2671　https://www.hikaruland.co.jp/

＊ご案内の価格、その他情報は発行日時点のものとなります。

ヒカルランド・セレクション 非常食セット

「味きっこう」の商品でもいちばん人気の４種をセレクトしました。ローリングストックとして一家にワンセット！　ローリングストックとは、日常的に非常食を食べて、食べたら買い足すのを繰り返し、常に家庭に新しい非常食を備蓄する方法です。普段から食べているものが災害時の食卓に並び、安心して食事を採ることができます。常温保存可能なので安心です。

【味きっこうの玄米食は……】

●淡路島産の栄養豊富な玄米を使用！　●調理しなくても開けたらそのまま食べられる！　●特許取得済みの独自の122℃高温製法だから、添加物は一切不使用！　●従来のレトルト製法では難しかった、①素材が本来持つ旨味と栄養の維持、②無添加なのに無菌包装、③常温でも長期保存可能！　●安藤百福賞受賞（第16回 2011年度、発明発見奨励賞）　● JAXA（宇宙航空研究開発機構）宇宙日本食候補

【味きっこう　製法のこだわり】

①水：淡路島の最高峰・諭鶴羽山《ゆづるはさん》山系の水道水にマイナスイオンを附加して、出来る限り塩素の悪い働きを弱めています。原料素材は、還元作用のある水に浸けてから作業しています。

②塩：古代製法（＝海水をホンダワラ（海草）にかけ煮詰める方法）で作られた藻塩を使用。

③ダシ：日高昆布を煮詰めた後、カツオ節でダシをとり、旨みを凝縮させた出汁を使用。

④洗米法：ムラ無く洗うため、すべて手洗いで米を研いでいます。

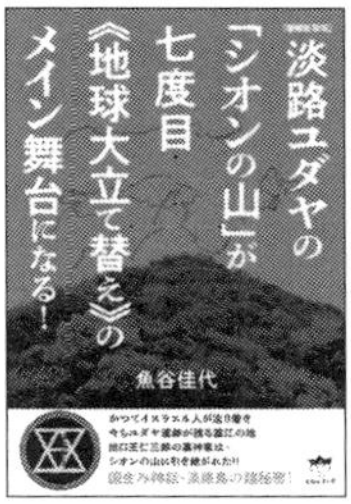

開発秘話が満載の本

ヒカルランド・セレクション　非常食セット

佳の舞《かまい》×３／キヌア雑穀玄米ごはん×３／忍者食　玄米ピラフ×３／忍者食　ひじきごぼうごはん×３

計12個

5000円＋消費税（送料込）／5650円＋消費税（北海道・沖縄・離島）

・ヒカルランドパークへ注文頂いたのち、メーカーより直送となります

・ご指定ない場合、４種３セットとなりますが、お好みにより組み合わせと個数を調整できます（例：キヌア６個＋ひじき６個）

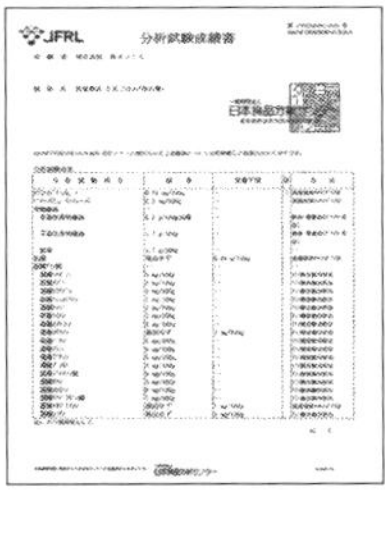

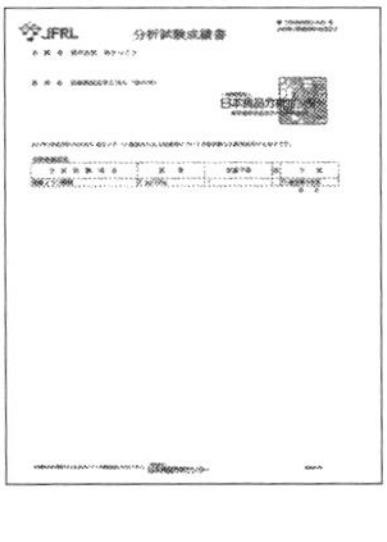

低温熟成玄米ごはん「佳の舞《かまい》」分析試験成績書。玄米酵素が働いて天然のアミノ酸をつくり出している。

「佳の舞」は玄米・黒米・小豆・藻塩と水をパックした後、一定期間低温で熟成。玄米が生米なので、玄米酵素が働いて天然のアミノ酸をつくり出す。加熱調理殺菌を行うことにより、ほんのり甘く、モチモチの食感で、栄養素たっぷりのアンチエイジングライス。

■あのシリウスボールと強力コラボが実現！

開発者の野村修之さんは『龍神脳の遺伝子がついに Switch on!』の著者、櫻井喜美夫さんと長年親しくされているとのこと。「櫻井先生が開発されたシリウスボールは本当に不思議なんです。本当は教えたくないんだけど、組み合わせるとｖＧ７のパワーがぐんと増すんです」と太鼓判。そこで開発された、ｖＧ７にシリウスボールを組み合わせたヒカルランドパーク限定のオリジナル商品が「ハピハピ☆カムカム」「ミラクル☆ヒーラー」なんです。

ｖＧナットそれだけでも「持っているだけで社内のゴルフ大会で優勝してしまった」「机の下に置いておいたらセクハラ上司が近寄らなくなった」などの幸運を呼び寄せてきた伝説を持つグッズ。そこにシリウスボールが組み合わされたら、ハピハピパワーが急上昇！　ｖＧナットが生み出す量子のエネルギーとシリウスボールが生み出すソマチッド＆テラヘルツ波の超強力コラボが手に入るのはココだけです！

古代微生物「ソマチッド」＋テラヘルツ鉱石「キミオライト」が融合したパワー・セラミック

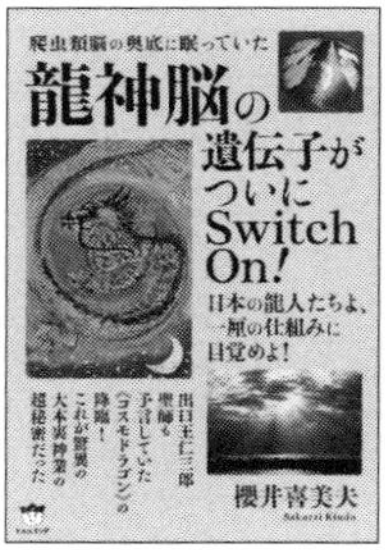

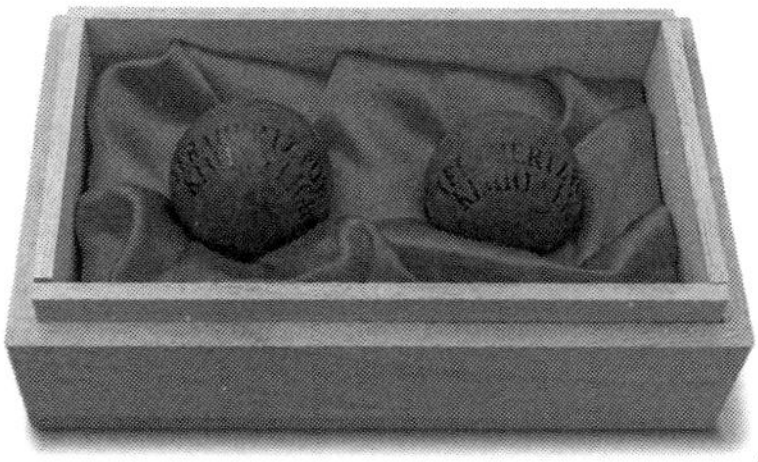

＊商品仕様、デザイン、価格は変更になる場合があります。

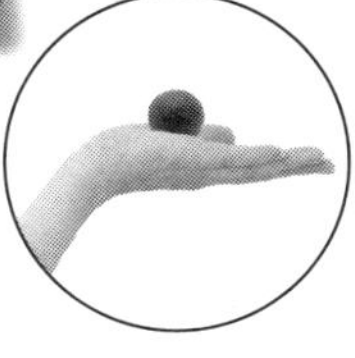

新シリウスボール
■２個入り 24,000円（税込）

健康と成長、若返りの共鳴周波数をいつも携帯すれば、テラヘルツ振動で心身を活性化。飲水に入れれば分子をクラスター化。手に持って深い瞑想へのいざないに。ヒーリングに活用される施術家もいるほど。用途は工夫次第！
●原料：キミオライト＋貝化石（70%）、トルマリン、磁鉄鉱（各５%）、ガイロメ粘土（20%）

ヒカルランドパーク取扱い商品に関するお問い合わせ等は
メール：info@hikarulandpark.jp　URL：http://www.hikaruland.co.jp/
03-5225-2671（平日10-17時）

＊ご案内の価格、その他情報は発行日時点のものとなります。

「ハピハピ☆カムカム」「ミラクル☆ヒーラー」の超秘密

■図１のように、部屋の四隅と対角線上の中心部分に計５個置いたり、天井と底面でピラミッド型に置くのもオススメです。高低差は５メートルまで設置可能です。単体で使用する場合、目に見えるところに置いたり、直接触れることにより心身をリラックスさせます。

■シールが貼られている面を上向きにして使用してください。シールをはがした場合は「０」印が刻印されている面が上向きとなります。気の流れは底面から上面へと向かいます（図２）。「ハピハピ☆カムカム」、「ミラクル☆ヒーラー」は地場改良、空間のエネルギーの活性に役立ちます。人・動物・植物など生命あるものに有益な情報を提供し、イヤシロチを作ることができます。

■開発者によれば、六角型（ハピハピ☆カムカム）はエネルギーが外に向かい、丸型（ミラクル☆ヒーラー）は中に向かってくるそうです（図３）。

■シャカシャカと音がするのは、中に組み込まれたナットと小型のシリウスボール、シリカ、カーボンによる音であり故障ではありません。強い衝撃を与えないでください。また開封すると修復不可能になりますので必ず密閉してご使用ください。半永久的に使用可能です。

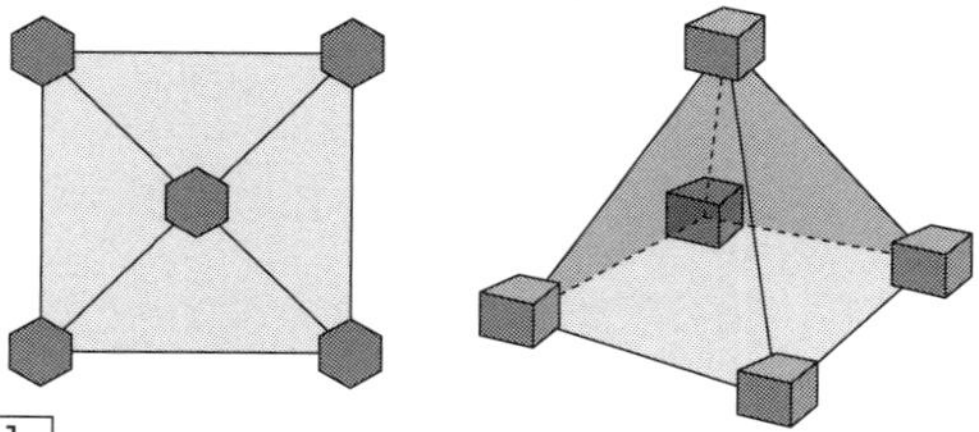

図１

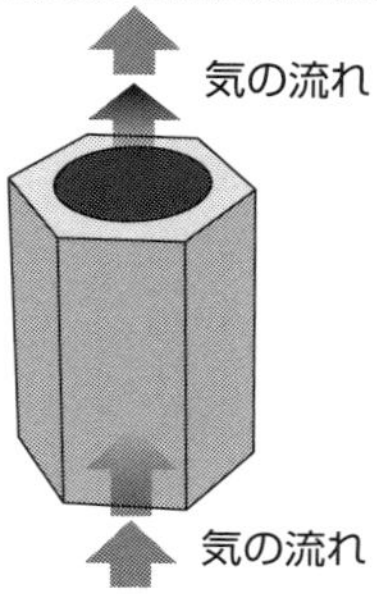

図２

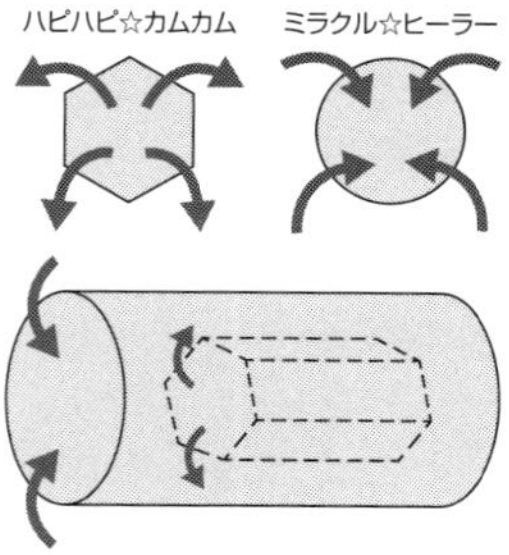

図３

【お問い合わせ先】ヒカルランドパーク

＊ご案内の価格、その他情報は発行日時点のものとなります。

シリウスボール内蔵!　オリジナル!

ヒカルランド
パーク
オリジナルグッズ

vG ナットとシリウスボールの相乗効果でイヤシロチ化

空間の気の流れ、振動を調整します。住環境の向上はもちろん、農場・牧場の発芽・生育・生産性に活用できます。

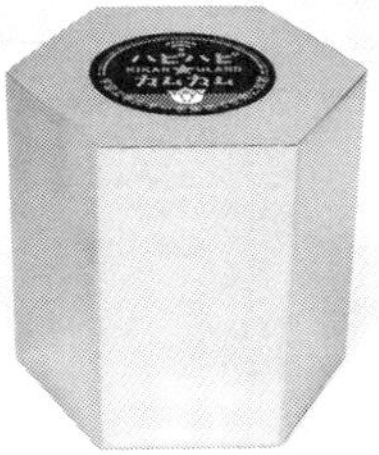

ハピハピ☆カムカム　大
■99,000円（税込）

重量：約730g／サイズ：一辺の長さ38mm、高さ80mm
内部のナットの数が最大なので、一家に一台のエネルギーの見張り番として強い見方になります。

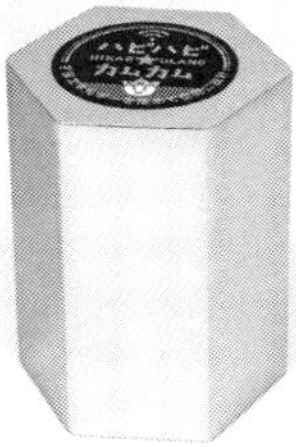

ハピハピ☆カムカム　中
■55,000円（税込）

重量：約350g／サイズ：一辺の長さ28mm、高さ75mm
お部屋にイヤシロチを作りたいなら、複数個で結界を作るのもおすすめです。車内にもGOOD。

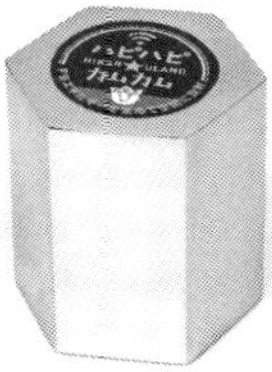

ハピハピ☆カムカム　小
■33,000円（税込）

重量：約140g／サイズ：一辺の長さ20mm、高さ45mm
小型なので、机の上に置いても気になりません。ネガティブエネルギーをブロックして心を沈静化！

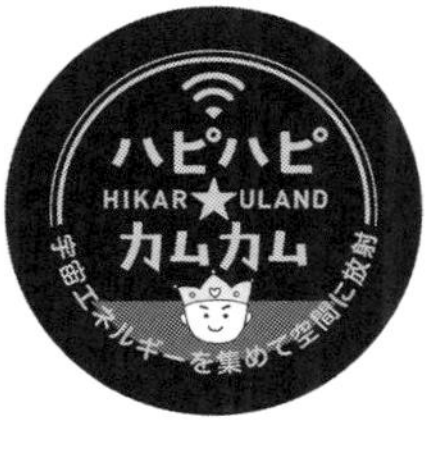

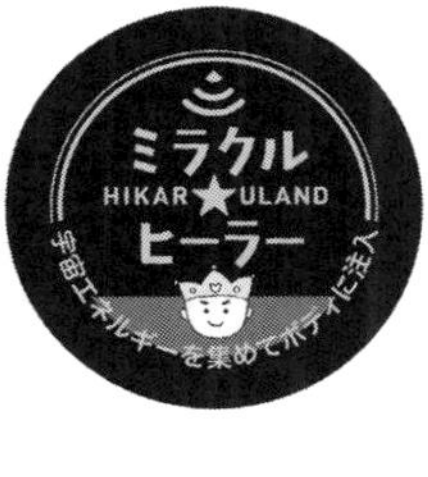

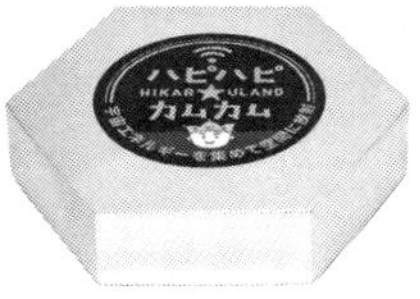

ハピハピ☆カムカム　携帯
■55,000円（税込）

重量：約210g／サイズ：一辺の長さ35mm、高さ14mm
エネルギーのお守りに！　ポケットやバッグに入れて対人交渉力アップ。枕元やコンピューターのそばに。コップの下に置いておいしく。

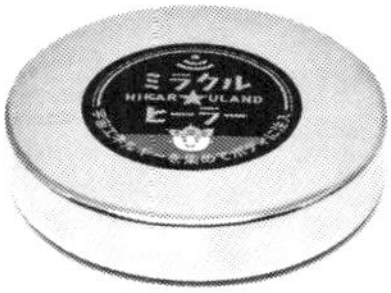

ミラクル☆ヒーラー
■55,000円（税込）

重量：約130g／サイズ：直径70mm、高さ14mm
ヒーリングに最適！　健康の向上に。足の裏に入れて寝るのもオススメ。体の気になる部分をすりすりとマッサージに。

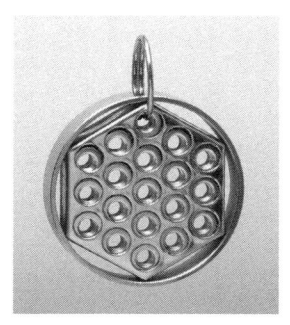

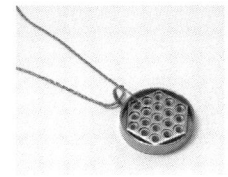

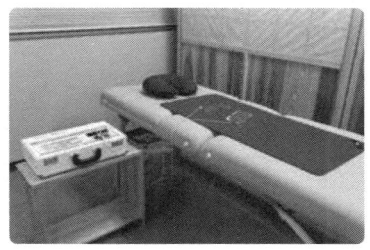

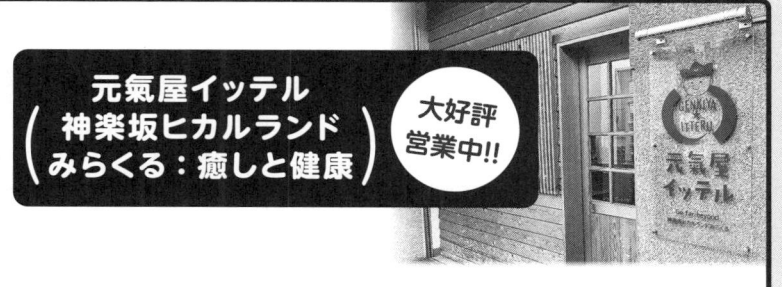

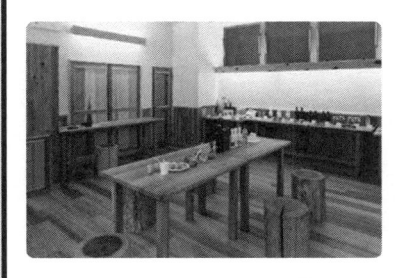

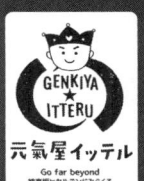

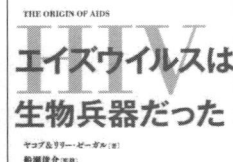

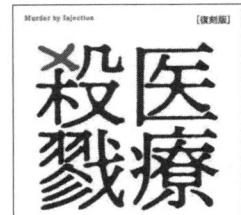

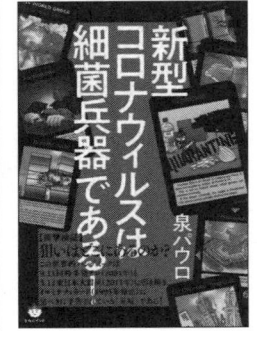

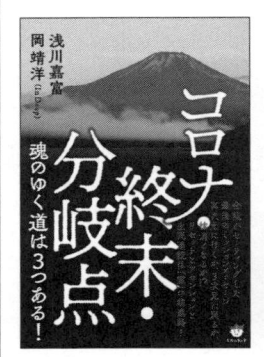

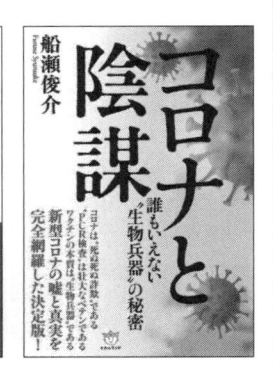

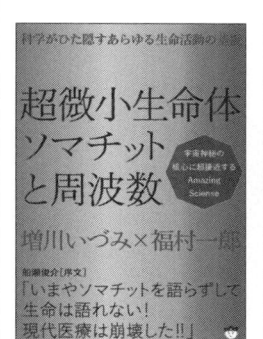

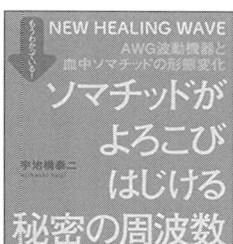

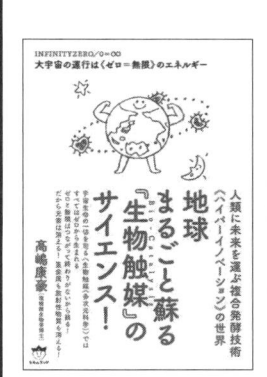

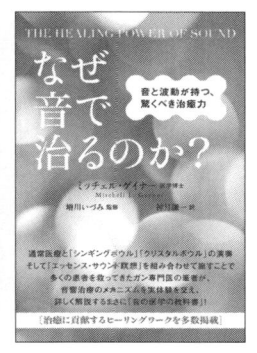

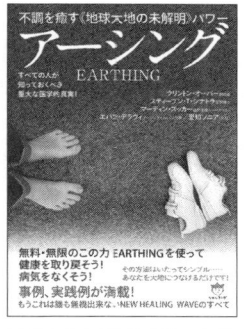

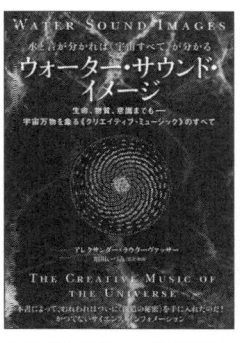

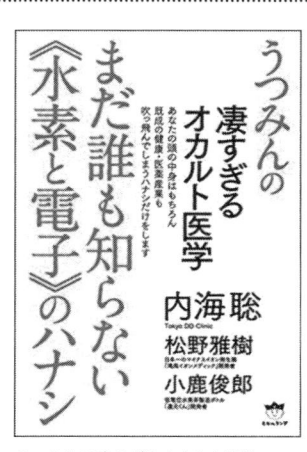

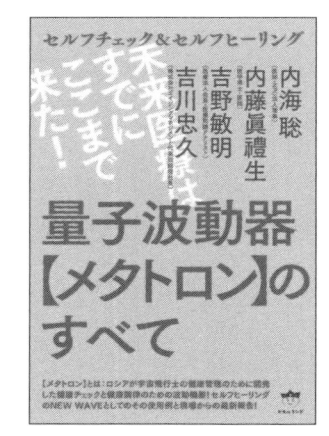

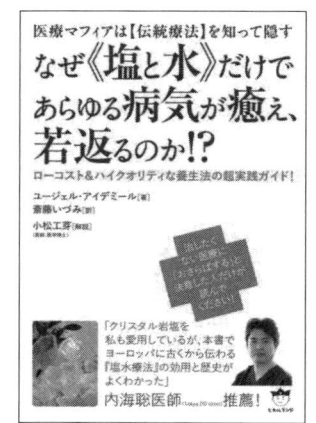

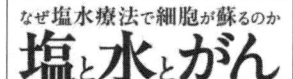

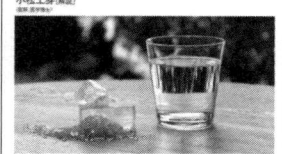